• 河南省高等教育教学改革研究与实践项目 2017SJGLX466
• 河南省教育厅人文社会科学研究项目（2012-QN-345）

急性 ST 段抬高型心肌梗死

诊断与治疗研究

李 忠 著

吉林大学 出版社

图书在版编目（CIP）数据

急性 ST 段抬高型心肌梗死诊断与治疗研究 / 李忠
著 . 一长春 ： 吉林大学出版社，2018.8
ISBN 978-7-5692-3408-4

Ⅰ . ①急… Ⅱ . ①袁… Ⅲ . ①急性病－心肌梗塞－诊
疗 Ⅳ . ① R542.205

中国版本图书馆 CIP 数据核字（2018）第 227349 号

书　　名：急性 ST 段抬高型心肌梗死诊断与治疗研究
JIXING ST DUAN TAIGAOXING XINJIGENGSI ZHENDUAN YU
ZHILIAO YANJIU

作　　者：李　忠　著
策划编辑：邵宇彤
责任编辑：曲　楠
责任校对：杨春艳
装帧设计：优盛文化
出版发行：吉林大学出版社
社　　址：长春市人民大街 4059 号
邮政编码：130021
发行电话：0431-89580028/29/21
网　　址：http://www.jlup.com.cn
电子邮箱：jdcbs@jlu.edu.cn
印　　刷：定州启航印刷有限公司
开　　本：710mm×1000mm　　 1/16
印　　张：12.25
字　　数：206 千字
版　　次：2019 年 3 月第 1 版
印　　次：2019 年 3 月第 1 次
书　　号：ISBN 978-7-5692-3408-4
定　　价：46.00 元

前　言

　　ST 段抬高型心肌梗死是目前主要的心血管事件之一，其导致的心肌损伤是时间依从性的，具有很高的致死及致残率。ST 段抬高型心肌梗死在我国的发病率明显升高，发病年龄也有提前的趋势，已成为严重危害人民健康的疾病，因此备受临床和科研人员的关注。近年来，随着我国医疗事业的不断发展、进步，对于急性 ST 段抬高型心肌梗死的诊断与治疗的研究也在不断深入。

　　基于此，本书通过对 ST 段抬高型心肌梗死的定义与发病机制、救治原则、溶栓前救治流程、溶栓再灌注治疗、溶栓后的处理流程及二级预防等内容进行了详细的论述，以期为临床一线工作者诊治 ST 段抬高型心肌梗死提供最佳的处理方法。

　　本书在编写过程中得到了大量专家教授的帮助，在此表示感谢。由于时间仓促，专业水平有限，书中存在的不妥和纰漏之处，敬请读者和同道批评指正。

李　忠

2018 年 7 月

目 录

第一章　急性ST段抬高型心肌梗死的流行病学

第一节　急性心肌梗死的概述

心肌梗死是指心脏出现一种紧急并且具有破坏性的情况。它表现出来的身体特征有身体虚、头晕、心律失常、胸骨后疼痛等，比较严重的病人甚至会失去知觉。造成心肌梗死的重要因素是心肌的血液循环障碍，从而引起持续性缺血缺氧所引起的心肌坏死。心肌梗死是比较严重并且能够直接危及生命的病症，发生时必须马上做出急救反应。有三分之一发生心肌梗死的患者发生时间集中于零时至六时。在一些欠发达国家中，心肌梗死已经在各种死亡原因中排在靠前的位置。从1985年至今，心肌梗死的直接致死率有所下降，但是，心肌梗死的高死亡率仍然没有下降。

在最近一段时间内，世界卫生组织（WHO）指出："在一些工业化比较先进的国家中，在那些对生产、社会及家庭承担责任最高的年龄组中，心血管疾病最为引人关注，排在死亡原因的第一位。"在中国，我们不断地对传染病和寄生虫病进行管控，冠心病的病例骤然上升，尤其是心肌梗死病例的上升，甚至成为某些地区人口的主要死亡原因。为此，只有对心肌梗死的病因及发病机制进行更具体的分析和研究才能得出防治的方法。

心肌梗死在全世界的所有疾病中死亡率是较高的，世界卫生组织对心肌梗死的诊断标准进行了规定：一是血清心肌酶学发生改变，二是缺血症状心电图（ECG）异常的变化。但是，有一种比较敏感并且具有特殊性的肌钙蛋白（cTn）被发现，再加上无创影像学的不断发展，促使辨别心梗病症更加精准。不管是从哪个角度来看，对于心肌梗死的界定都是十分重要的。基于上述现状，欧洲心脏病学会（ESC）、美国心脏病学会（ACC）、美国心脏学会（AHA）和世界心脏联盟（WHF）于 2007 年 10 月联合颁布了全球心肌梗死的统一定义。

一、急性心肌梗死定义

当临床上具有与心肌缺血相一致的心肌坏死证据时，应被称为"心肌梗死"。满足以下任何一项标准均可诊断为心肌梗死。

1. 心脏生化标志物（cTn 最佳）水平升高和（或）降低超过参考值上限 URL99 百分位值，同时至少伴有下述心肌缺血证据之一：①缺血症状；② ECG 提示新发缺血性改变 [新发 ST-T 改变或新发左束支传导阻滞（LBBB）]；③ ECG 提示病理性 Q 波形成；④影像学证据提示新发局部室壁运动异常或存活心肌丢失。

2. 突发心源性死亡（包括心脏停搏），通常伴有心肌缺血的症状，伴随新发 ST 段抬高或新发 LBBB 和（或）经冠脉造影或尸检证实的新发血栓证据，但死亡常发生在获取血标本或心脏标志物升高之前。

3. 基线 cTn 水平正常者接受经皮冠脉介入治疗（PCI）后，如心脏标志物水平升高超过 URL99 百分位值，则提示围手术期心肌坏死；心脏标志物水平超过 URL99 百分位值的 3 倍被定义为与 PCI 相关的心肌梗死。

4. 基线 cTn 水平正常者接受冠脉搭桥术（CABG）后，如心脏标志物水平升高超过 URL99 百分位值，则提示围手术心肌坏死。与 CABG 相关的心肌梗死的定义为心脏标志物水平超过 URL99 百分位值的 5 倍，同时合并下述一项：新发病理性 Q 波、新发 LBBB、冠脉造影证实新发桥血管或冠状动脉闭塞或新出现的存活心肌丢失的影像学证据。

5. 病理发现急性心肌梗死。

二、陈旧性心肌梗死定义

满足以下任何一项标准均可诊断为陈旧性心肌梗死：

1. 新出现的病理性 Q 波（伴或不伴症状）。

2. 影像学证据显示局部存活心肌丢失（变薄、无收缩），缺乏非缺血性原因。

3. 病理发现已经愈合或正在愈合的心肌梗死。

三、心肌梗死临床分型

Ⅰ型：由原发冠脉事件（如斑块侵蚀 / 破裂、裂隙或夹层）引起的与缺血相关的自发性心肌梗死。

Ⅱ型：继发于氧耗增加或氧供减少（如冠脉痉挛、冠脉栓塞、贫血心律失常、高血压或低血压）导致缺血的心肌梗死。

Ⅲ型：突发心源性死亡（包括心脏停搏），通常伴有心肌缺血的症状，伴随新发 ST 段抬高或新发 LBBB 和（或）经冠脉造影或尸检证实的新发血栓证据，但死亡常发生在获取血标本或心脏标志物升高之前。

Ⅳa 型：与 PCI 相关的心肌梗死。

Ⅳb 型：尸检或冠脉造影证实与支架血栓相关的心肌梗死。

Ⅴ型：与 CABG 相关的心肌梗死。

注：有时患者可能同时或先后出现一种以上类型的心肌梗死。

心肌梗死不包括 CABG 中由于机械损伤所致的心肌细胞死亡，也不包括其他混杂因素造成的心肌坏死，如肾衰竭、心力衰竭、电复律、电生理消融、脓毒症、心肌炎、心脏毒性药物或浸润性疾病等。

临床特征：心肌梗死是由于心肌血液循环障碍造成心肌细胞死亡，通常可以通过患者的病史特征和 ECG 的改变发现心肌缺血。心肌缺血所表现出的症状包括在休息或紧张时胸腔、胳臂、下巴或腹部出现疼痛的情况。与急性心肌梗死相关的疼痛通常持续超过 20 min 并且是弥漫性的、非限制性的、非姿势性的，活动后加剧，有的时候，身体还会伴有呼吸短促、出汗、呕吐或昏厥。这些症状不是心肌缺血的特定表现，并且经常被错误地诊断为胃肠、神经、肺或骨骼肌中的异常。心肌梗死有时表现为非典型症状，即使没有任何症状，也能检测到 ECG 图像，心脏标志物升高或冠脉造影等改变。

四、病理学特征和分期

心肌梗死在医学上是因为心肌长时间缺血所造成的心肌细胞死亡。细胞死亡从病理学角度可分为细胞凝固性坏死和（或）收缩带坏死。发生心肌缺血这种情况时，心肌细胞不会立刻死亡，而是在大约 20 min 的时间内走向坏死，心肌细胞完全死亡大概需要更长的时间，约为 2 至 4 h，死亡的时间是由缺血区域的侧支循环、冠脉闭塞的持续性或间歇性、心肌细胞对缺血的敏感性以及心肌氧供和养分的个体需求差异等方面决定的。心肌梗死可根据面积的大小分为局部坏死、小面积坏死、中面积坏死和大面积坏死。除了按面积，还可以按照坏死的部位区别。

心肌梗死分为三个时期，即急性期、愈合期、陈旧期。当心肌缺血时间很短（如 6 h）时，急性心肌梗死的特征在于多形核白细胞，实际上没有多形核白细胞。仅存在单核细胞和成纤维细胞，并且没有浸渍有多态性细胞的瘢痕组织。从急性期过渡到陈旧期至少需要 5 ～ 6 周。再灌注会产生具有收缩带的肌细胞，使大量红细胞外渗，从而改变坏死区的宏观和微观结构。

需要强调的是，临床和 ECG 所记录的心梗分期与实际病理学分期并不一定完相符。例如，ECG 显示 ST–T 变化、心脏标志物升高时往往提示新近发生的心梗，但病理学分期可能已处于愈合期。

第二节　急性 ST 段抬高型心肌梗死的发病趋势及危险因素

一、急性 ST 段抬高型心肌梗死的发病趋势

缺血性心脏病是全世界范围内导致猝死的最常见原因，且其发病率仍在上升。然而在过去的 30 年内，欧洲地区由缺血性心脏病导致死亡的发生率却在下降。欧洲地区每年因缺血性心脏病死亡的人数为 180 万人，占总死亡人数的 20%，不同国家之间存在差异。

虽然 STEMI 相关的不良事件发生率逐渐下降，而 NSTEMI 相关的不良事件发生率却在逐渐升高。STEMI 在年轻人中发病率较老年人高，男性发病率高于女性。

近期几项研究指出，STEMI 后期死亡率下降可能与再灌注治疗、经皮冠状动脉介入治疗（PCI）、抗栓治疗以及二级预防有关。尽管如此，其死亡率仍居高不下：ESC 注册研究显示不同国家 STEMI 患者住院期间死亡率为 4% ~ 12%，血管造影注册研究显示 STEMI 患者第 1 年死亡率约为 10%。

尽管女性发生缺血性心脏病的平均年龄较男性晚 7 ~ 10 年，心肌梗死仍是女性致死原因中的首要原因。急性 60 岁以下男性发生冠状动脉综合征（ACS）的概率是女性的 3 ~ 4 倍，但 75 岁以上的女性则构成了 ACS 患者群体的大部分。目前，关于女性心梗预后是否不良有所争议，一些研究显示女性心肌梗死患者预后不良与女性心梗患者年龄更大、并发症更多相关。还有一些研究显示，女性患者接受介入治疗和再灌注治疗比例较男性患者低。所以，男性和女性经再灌注治疗和 STEMI 相关治疗后获益相当，男性和女性患者应该接受同样的管理策略。

二、急性 ST 段抬高型心肌梗死的危险因素

（一）吸烟

吸烟是急性心肌梗死的重要危险因素，54.3% 的患者主动吸烟，冠心病的发病与吸烟多少呈正相关，且尼古丁诱发高血压，吸烟延缓内皮愈合、血管收缩以及损伤血管内膜，吸烟促进血管硬化、减低血管的顺应性，吸烟更是青年男性最

为重要的危险因素。

（二）高血压

高血压是急性心肌梗死的又一重要危险因素，51.2% 的 AMI 患者合并高血压，高血压导致血管舒缩调节功能障碍，内皮素 / 一氧化氮（ET/NO）失衡，后者促进高血压，形成恶性循环，同时使得凝血纤溶活性紊乱，更易引发血栓形成。

（三）血脂代谢异常

血脂代谢异常，占 7.7%，国外研究分析比例占 42.9% ~ 56%。血脂代谢异常如血清点胆固醇（total choles terol, TC）、血清三酰甘油（trigly cerides, TG）、低密度脂胆固醇（low density lipoproten cholesterin, LDL-C）、脂蛋白（a）[lipoprotein (a), LP(a)] 的增高，加速了脂质在血管内皮的沉积。

（四）糖尿病

糖尿病占 19.5%，比文献中 19.7% ~ 46.1% 低，我国糖尿病患病率 11.6%，而知晓率仅为 30.1%。21 世纪初，美国胆固醇教育计划（national cholesterol education program，NCEP）提到了冠心病会导致糖尿病的发生 . 经过众多研究可知，糖尿病患者冠心病发病率及死亡率高于非糖尿病患者，高血糖导致内皮细胞功能障碍及血管平滑肌细胞功能障碍，促使动脉粥样硬化，研究发现胰岛素抵抗与动脉粥样硬化相关。

（五）性别

性别方面，女性平均发病年龄高于男性，女性合并高血压、糖尿病、缺乏运动比例高，男性合并吸烟、血脂异常、油腻食物、早发心血管病家族史比例高，研究表明，雌激素可调节血脂水平、抑制炎症、血管内膜保护、减少动脉斑块等，保护心血管，从而减少冠心病。

（六）心理社会因素

心理社会因素对于青年发作 AMI 逐渐受到重视，生活压力大、负性生活事件与 AMI 发作明确相关。青年人常于过度劳累、大量吸烟饮酒、情绪激动、过度劳累时促发 AMI。

（七）饮酒

国外学者 Corrao 等研究发现，少量饮酒有保护心脏的作用，而大量饮酒则会增加冠心病风险，饮酒与冠心病风险呈 J 型曲线。适量饮酒可为 1～2 个饮酒单位，1 饮酒单位大致相当 340mL 啤酒（酒精含量 4.5% 左右），114mL 葡萄酒（酒精含量 12% 左右）或 28mL 白酒（酒精含量 50% 左右）。

第二章 急性 ST 段抬高型心肌梗死的病理解剖学

第一节 心脏的血液供给

一、心脏传导系统的血液供应

（一）窦房结动脉

窦房结处在上腔静脉与右心房交界处的前外侧心外膜下。窦房结动脉的尖端环绕上腔静脉口，因此它也被称为静脉的较高分支。窦房结的动脉不仅供给窦房结，还沿着路径分支，分布在心房壁的一部分，因此它属于心房的其中一个分支机构。但是，它还是主要在窦房结。我国的成年人窦房结动脉的直径是 0.1 ~ 0.3cm，一般来说多为平均值 0.15cm。窦房结动脉多来自右冠状动脉（60.9%），来自左冠状动脉占 39.1%，其中包括双侧窦房结动脉。起自右冠状动脉的窦房结动脉分支起点距主动脉壁之间的距离多为 0.6 ~ 2.0cm（占 81.0%）。窦房结动脉自主干分出后，被右心耳掩盖，在心外膜浅层心肌内走行，沿心房壁向上，向内到达前房间沟，继续上行，在上腔静脉的根部逆时针方向、顺时针方向或 Y 形分叉等各种形式终止于上腔静脉根部。左冠状动脉来的窦房结动脉，常起源于左旋支起始段 2cm 以内（0.1 ~ 0.5cm 者占 52.0%），左侧来的窦房结动脉先发出 1 ~ 2 支小分支至左心耳、左心房，（左）窦房结动脉走行于左心房前内侧浅层心肌内，继续向后并稍右至上腔静脉口，环状包绕此口，与（右）窦房结动脉终末支分布类型相似。此支动脉与心房支有吻合。窦房结动脉亦可有 2 支（占 1.4%），或分别来自左、右冠状动脉或发自同一侧。

（二）房室结动脉

房室结动脉来自右冠状动脉者占 93.1%，来自左冠状动脉占 6.9%。国内外文献报道来自左冠状动脉者都占少数。房室结动脉是一条细小的动脉，直径 0.1 ~ 0.3cm，平均 0.15cm。在房室交界区的右冠状动脉呈 U 形段凸端发出房室结动脉，多数在左、右房室口中间行走（55%），贴近左房室口者 25%，贴近右房室口者 20%。

房室结动脉与窦房结动脉都发自右冠状动脉者占 55.1%，都发自左冠状动脉的占 1.9% ~ 7.6%。也有报道发现双房室结动脉，分别发自左、右侧或都发自一侧冠状动脉。

（三）房室传导系统的血液供应

吻合支常见房室结、房室束和左、右束支上段主要由房室结动脉及左冠状动脉前降支的第一室中隔支动脉供血。其次来源于下述重要的吻合支：① Kugel 动脉，称为心耳大吻合动脉，通常从右冠状动脉或左旋支近端心房支分出，亦可为窦房结动脉的分支。该支从主动脉根部的后方，沿心房前壁达房间沟的下部，穿入房间隔内，在卵圆窝的下方，冠状窦口下方，向后行至房室交点区。此为侧支循环的重要途径，它可与左、右冠状动脉吻合，也可与窦房结动脉、房室结动脉吻合，是二尖瓣前瓣与主动脉瓣的血供来源。②后降支动脉的上部几支室间隔分支。③左前降支的第二室间隔支。④左心房及右心房动脉支。⑤右冠状动脉进入室上峰分支。

二、心室壁血液供应

心室壁内动脉支以直角方向从心外膜下动脉干支发出后，进入肌内走行和分布有两种形式。

（一）分支型动脉

分支型动脉以直角方向穿过整个肌层，直至心内膜层。从主干支发出后，其直径为 400 ~ 1500μm，很快以瀑布状重复分支，至心内膜下形成吻合网。此种动脉支不进入肉柱、乳头肌。

（二）直行型动脉

直行型动脉数量较少，最大直径为 500μm，分支很少。在到达心内膜下层时，与分支型动脉的分支共同构成心内膜下丛，而且与乳头肌动脉构成吻合。

在心外膜下心肌内，上述动脉在主要分支分出之前有分支供应心外膜层，并与心外膜下动脉交通，其终末分支沿主干方向行走，在入毛细血管前细动脉以各种方向穿过心肌，在肌壁中层分支多呈直角方向分出。

乳头肌血供来源，据其表面的动脉分支而异。乳头肌内部动脉支的分布又因乳头肌的形态而异，一般有轴状型、节段型和混合型三类。

第二节　心肌梗死的形态学特征

大部分发生心肌梗死的情况是在冠状动脉粥样硬化之上发生的，心肌梗死发生部位、发生的范围都和冠状动脉粥样硬化的区域一致，所以，本节在对心肌梗死形态学进行讨论之前，要先对冠状动脉粥样硬化的病理情况进行说明。

一、冠状动脉粥样硬化的好发部位

近年来，我国病理学工作者已积累了不少有关冠状动脉粥样硬化的普查和研究资料，其中《动脉粥样硬化病理——普查协作组》收集了全国 9 个大城市 25 个医疗科研单位及医学院校 7 159 例尸检材料，具有一定的代表性。该资料指出，在 6 352 个病例中，冠状动脉粥样硬化 III ~ IV 级病变，以前降支（近端）占第一位（5.59%），右冠状动脉次之（3.38%），左旋支（近端）占第三位（2.16%），左总干及后降支最少（0.98%）。如果将左旋支与右冠状动脉合并统计，与前降支进行比较，则两者的检出率几乎相等。根据 Hort 对 11 例 II 级以上冠状动脉粥样硬化病灶尸检资料的分析，这些病灶在三个主干支，即前降支、左旋支及右冠状动脉各段上的分布，呈现出两个"高峰"，一个紧接着左、右冠状动脉开口的近侧端，即位于距主动脉开口 2 ~ 5cm 内。另一个位于距右冠状动脉开口 7 ~ 10cm 处。前一个"高峰"较后一个为陡，并继以突然"下降"。在右冠状动脉的第一个"高峰"后有一个缓慢的"下坡"。

二、冠状动脉病变与心肌梗死的关系

心肌梗死的位置基本上与冠状动脉硬化的变化一致。一般而言，冠状动脉硬化的严重程度加剧了心肌缺血的程度，特别是对于大的透壁性心肌梗死，其总是与严重闭塞的冠状动脉相关。比较梗死区域冠状动脉与非梗死动脉的直径，梗死动脉残余管腔与初始冠状动脉半透明的比例为 8.4%，非梗死动脉的比例为 41.4%。

在同一心腔中，非梗死区域的眶内腔比梗死区域窄，并且病例很少。此时，通常可以检测到旧的心肌梗死。然而，冠状动脉硬化程度与心肌梗死之间没有简单的定量关系。这是因为心肌的血液供应和代谢必须相互平衡和许多因素。完全闭塞的冠状动脉可以补偿广泛扩大的侧支循环而不会引起心脏病发作。心肌梗死通常与心脏重量和闭塞动脉的大小直接相关。随着左心室前壁梗死的下降和后壁的梗死，心肌梗死的位置一直很高，统计数据并不一致。来自医学院校尸检的数据显示，前壁和前间隔梗死较后下壁梗死为多。Dauid 的材料也指出：前壁、前间隔梗死较后壁及后间隔梗死为多。Hort 等统计 445 个心肌梗死灶，前壁占 37%，后壁为 54%。他们认为，这是因为在冠状动脉硬化中，右冠状动脉和左周缘动脉的总和大于单独前降支冠状动脉的病例数，而后间隔梗死可能来自右侧病变的冠状动脉或可能由左侧疾病动脉引起。可以看出，间隔后梗死的实际频率不应低于前壁梗死的实际频率。

单次或广泛的心室梗死伴有脑室内梗死是罕见的，仅占所有心肌梗死的 1% ~ 2%。通常，非常狭窄的右冠状动脉导致心室后隔膜的小范围坏死，并且右冠状动脉的近端闭塞经常导致左心室后隔膜的梗死而不引起右心室梗死，因为右心室肌内压降低，心肌耗氧量减少，有利于侧支循环的发展和代偿作用。因此，右心室梗死的形成通常需要存在某些"附加条件"，如广泛的阻塞性血栓形成，多个血栓阻塞，冠状动脉的多个大分支闭塞，右心室肥大和右冠状动脉狭窄。

三、心肌梗死的病理变化

心肌梗死的位置和程度通常与冠状动脉闭塞区一致，并且位于距血管供应区域边缘 1 ~ 2mm 处，很少超过 4mm。当涉及冠状动脉的小分支时，该序列再次发生。梗死区域周围的侧支"保护"非常差，并且边缘通常被心肌的窄带保留所包围。几乎无一例外的心肌梗死是贫血的梗死。梗死区域周围有充血和出血，或者因为血液渗透到梗死区域，部分是深红色，这使得梗死区域的边界不甚清晰。根据坏死心肌的面积和规模，它通常分为：①层厚的心肌梗死。指透壁梗死，其包括左心室壁的 1/2 ~ 1/3。②全心肌梗死。从外膜到内膜的整个厚度都涉及坏死。③薄层或条纹心肌梗死。指坏死心肌，包括部分带，可位于外层、中层或内层的任何位置。它通常与提供局部肌肉层的动脉相关联。

肉眼可见的心肌梗死主要与疾病发作后的时间长度有关。梗死发生在 6 ~ 12h之间，肉眼无明显变化，但心肌略显苍白并染色。此时，四唑蓝用于显示心肌氧化还原酶存在于存活心肌中。由于上述不同的酶活性仍然存在，在光学显微镜下的心肌原纤维之间存在许多纯净且细小的紫蓝色颗粒。由于惯性消失，梗死区域苍白无色。这种心肌组织化学方法广泛用于心肌梗死的实验研究，以确定心肌梗死的程度。梗死后 18 ~ 24h，中性粒细胞和梗死周围出现不同程度的充血和出血。心肌红褐色，黑暗，可以区分梗死范围。梗死周围部分中性粒细胞的浸润达到峰值，并且在心肌的坏死纤维之间观察到大量中性粒细胞。肌纤维染成深红色，横带和原纤维结构消失。

四、心肌梗死的并发症及后果

如果发生急性心肌梗死，并且没有及时治疗，会导致直接死亡的概率高达 15% ~ 30%。患者如果是慢性的，那么还会带来心律失常和急性肾衰竭等并发症。到了发病晚期，并发症还会包括心脏破裂、室壁瘤、血栓栓塞及慢性充血性心力衰竭等。

（一）心律失常是急性心肌梗死中最常见的早期并发症

近年来，由于使用 ECG 示波器和心脏监测，心律失常诊断的速度明显得到提高。导致心律失常的因素如下：①心肌电生理障碍是由心肌梗死释放的钾离子和其他代谢物释放到邻近的心肌细胞引起的。②窦房结或房室功能不全，可引起冠状动脉分支或房室窦结节病。③自主神经系统功能障碍，伴有血浆儿茶酚胺和游离脂肪酸的增加。④左心衰竭或心源性休克导致全身缺氧和代谢性酸中毒。

（二）心源性休克

当急性心肌梗死面积达到整个左心室的 40% 时，可发生心源性休克。Shadet 等人将心肌梗死的心源性休克（22 例）和猝死（10 例无休克）进行比较发现，休克组的梗死面积平均为 51.2%（内部梗死为 31.3%），急性死亡组为 22.9%（内部梗死为 12.1%）。Page 把非心肌梗死和未分流的尸检分为三组，每组进行心脏病发作或休克引起的心肌坏死的形态学定量分析，结果与 Scheidt 描述的结果相似。也就是说，具有休克的梗死组中的心肌坏死面积可以达到总面积的 40% 或更多，并且由于冠状动脉填充不充分导致的心肌缺血性坏死面积在 10% ~ 20% 的范围内。广泛透壁心肌梗死引起的心脏休克，往往是由于冠状动脉循环不足，梗死周围心肌缺血，心肌坏死区进一步扩大加剧了休克的严重程度，导致心源性休克。坏死区域增加，加剧了休克的恶性循环，最终导致患者经历不可逆转的休克并死亡。

（三）心脏破裂

经常出现在全层透壁性梗死，主要发生在心脏病发作后一周内，坏死组织中含有较多的中性粒细胞。中性粒细胞在溶解后释放大量水解酶，使坏死心肌进一步软化和液化。穿刺后，血液渗入心包并引起急性心包填塞，病人会突然死亡。在 500 例急性心肌梗死患者中发现有 11 例心脏破裂，占 2.2%。此外，高血压是心脏破裂几乎不可或缺的"病症"。心脏骨折的位置大于左心室的前壁和前隔膜。左侧壁是第二个，后壁是最少的。间隙的端口尺寸不相等，至少 0.2cm×0.5cm。破口多为一处，个别病例可有两处。此时心肌病变（参照新旧心肌梗死）通常是轻度的，许多首发心肌梗死，心肌质量从 300～500g，表明这些病例的冠状动脉粥样硬化病程较短。许多资料表明，心脏破裂的心肌梗死的组织学年龄和病程往往不一致，并且病变的"年龄"大于病程。

（四）乳头肌梗死、急性二尖瓣关闭不全

近年来，左心室后壁并发乳头肌缺血、坏死、断裂，引起二尖瓣关闭不全，受到广泛关注。如果乳头肌肉坏死发生在基部，则在左心房形成破裂的末端，并且在严重的情况下，二尖瓣反流可导致死亡。左心室心肌梗死伴乳头肌坏死的病例占急性心肌梗死死亡率的 20%～50%，是心肌梗死引起前壁梗死的 3 倍。通过对动物的实验研究发现，单纯乳头肌折断不伴有左心室坏死，不会导致二尖瓣反流。因此，二尖瓣关闭不全也与左心室的急性扩张和乳头肌的移位有关。

（五）室壁瘤

在心肌梗死的早期阶段或在大的心脏病发作的愈合阶段观察到室性动脉瘤。我们对 60 例心肌梗死患者分析发现，9 例合并室性动脉瘤，7 例为慢性，2 例为急性室性动脉瘤。医学院记录了 4 例室性动脉瘤。肿瘤直径从 4～80cm 不等。大多数室性动脉瘤位于左壁和顶点，少数位于后壁。

（六）慢性充血性心力衰竭

大约 15% 的冠心病死于慢性充血性心力衰竭，心肌坏死超过 15% 可能导致左心室充盈压和泵衰竭增加。对大多数进行性缺血性心脏病患者进行尸检可检测出各种心脏病，多发性陈旧性心肌瘢痕，单个巨大陈旧的室壁瘤，广泛分布的灶性心肌瘢痕和心内膜下心肌坏死，包括乳头肌瘢痕形成、纤维化和扩张肥厚的左心室。

（七）血栓栓塞现象

具有血栓栓塞的心肌梗死的发生率为 6%～50%。大约 1/3 的尸检发现肾脏和

脾脏等器官的栓塞，并且心肌梗死和脑梗死很常见。

（1）透壁性栓塞累及局部心内膜，引起附壁血栓形成。

（2）巨大室壁瘤的附壁血栓，以及扩张的左心室肉柱间的血栓。

五、心内膜下心肌梗死的形态学

冠状动脉粥样硬化时，三个主要冠状动脉中的一支或一支以上有严重狭窄，但无血栓阻塞。此时，由于硬化的动脉难以扩张、增加血流量，以适应一时劳性心肌带氧量的增加，或由于高血压、充血性心力衰竭引起冠状动脉灌注不足，导致左心室内膜下（包括乳头肌）心肌灶性坏死。此种灶性坏死呈散在分布于左心室内层。镜下，心肌呈散在的灶性凝固性坏死，或呈空泡变、肌溶解，灶内很少有中性白细胞浸润，病灶多经过网状纤维塌陷、增厚，少有肉芽组织形成。此时，心脏其他部位病变往往相对较轻。因此心内膜下心肌梗死无论从病变和发病机理上都与透壁性心肌梗死不同。

六、心肌梗死边缘带

在以往的专业认知中，当某一支冠状动脉突然阻塞而导致急性心肌梗死情况发生时，一般会按照缺血程度的不同把心脏部分划分成中心坏死区、边缘缺血区和非缺血区。但近年来随着新技术的快速发展以及测试手段的不断进步，加之电生理、组织化学、放射性微球术、酶学等研究项目的新发现，缺血心肌是否存在边缘带成为新的研究重点。

Fishbein 等在大鼠实验性心肌梗死研究中指出，梗死区的两侧缺血边缘带内糖原含量减少，但氧化酶活性仍存在，随着缺血时间延长，边缘带会逐渐缩小，至9h后完全消失。因此认为，可挽救最大心肌面积出现于冠状动脉阻塞的瞬间并于9h内逐渐缩小。

Robert 及 Kloner 等在犬实验性心肌梗死中发现，除心外膜下，中层及内层心肌梗死区两侧均存在边缘带，梗死面积可为透明质酸酶所偏小。Reimer、Jennnings 等于1997年提出，缺血心肌细胞坏死的发展具有"波浪式推进现象"。犬左旋支按40min、3h、6h做暂时性断血，2 ~ 4h后使该动脉复流，1 ~ 4h后做永久性结扎。结果随缺血时间延长，心肌细胞坏死由心内膜以波浪式向外膜下推进，缺血40min内膜下心肌坏死面积为38% ± 4%，缺血3h为57% ± 7%，6h及24h分别为75% ± 7%及85% ± 2%。由以上数据可见，心外膜下的缺血边缘带一直存在，只是随着时间的不同而变化较大，缺血时间越长这一缺血带的面积就会越来越小，当缺血时间到达或超过一天时，左室前壁便会发生透壁性梗死现象，这时就不存在边缘带了。Reimer 和 Jennnings 等人由此认为，心内膜下梗死区两侧不会出现边缘带，并以放射性微球技术进一步论证了自己的研究结果。他们将放射性微球技术用于局部心肌血量的测算中，具体做法是在复流后的左旋支和左主干支中灌注进红蓝两种染料有旋糖酸混悬液，以此来显示侧支的分布范围。重复试验的结果可以完全证明，当缺血时间到 3h 和 6h 时，外膜下侧支血管的血流压差越小，左心室心肌梗死的面积就会越大，是明显的负相关关系。在实际应用中来说，就是当灌注压越来越高时，左心室的心肌梗死面积会越来越小，那么缺血边缘带的面积就会越来越大，具有可操作性的是缺血边缘带可依靠药物或其他手段来控制。所以，在缺血时间 40min、心内膜下梗死已推进至距离左旋支 1～2mm 的边界并且与两侧健好组织分界清晰时，梗死区的两侧不会出现缺血边缘带。当然，不能完全排除由血块引起的代谢产物梯度的作用，虽然代谢产物梯度的内层心肌坏死区含有大量的乳酸，磷酸肌酸会逐渐减少，但起决定作用的还是外膜下侧支循环提供的血流压差。Jennings 还发现，上述实验和人类心肌梗死的发展过程相似，不同的地方是冠状动脉内腔的闭塞是由粥样硬化逐渐引起的，由此，侧支沟通得以更广泛地建立，心肌细胞的坏死也能够有效推迟。

在 Robert、Kloner、Reimer、Jennnings 等人的犬实验性心肌梗死研究基础上，Factor 等人提出了立体重建的新设想，他们利用连续切片来操作犬实验性心肌梗死研究。研究结果表明，健好心肌与坏死心肌不是块状分布的，而是交错存在的，健好心肌会借由存活心肌与坏死心肌相接触，呈现"半岛状"结构，两者的分割面十分不整齐，但并不存在缺血性的"过渡地带"，健好心肌就是健好心肌，坏死心肌就是坏死心肌。这一说法得到了 Hirzel 等人的赞同。

虽然以上两个研究结果都表明过渡地带的边缘区并不存在，但也有相关研究者指出，这两个实验都是在缺血 24h 的条件下完成的，所以即使存在过渡地带的边缘区也都彻底坏死而无法验证，这样的认知对于外冠状动脉的解剖模式、可挽救心肌组织性质的理解、心肌室壁内研究、缺血时血流动力学改变来说都过于简单。为此，Hearse 等人近年来致力于研究局域缺血心肌三维结构中冠状动脉微循环的作用。为了确保研究结果不受同时出现正常组织与坏死组织的影响，Hearse 等人专门设计出了一种供组织化学分析的非旋转式多头活检器，用它能够实现快速有效的取材，并且是 40 个 16mm 大小的组织块，非常适用于边缘带的研究。当缺血时间达到半小时的时候，在距离犬心外膜下 1.8mm 的地方提取做实验所需的心肌组织，会发现这一部位的非缺血区与缺血区在心肌磷酸肌酸含量上差别非常大。由此，Hearse 等人认为缺血区与非缺血区之间没有代谢物质过渡地带，并且在此后以 ATP 和乳酸为指标的实验中也同样验证了这一结果。

综上所述，有关边缘带的两种不同看法是由对缺血边缘带定义的不同认定引起的。其中一种看法为半数以上的药理学家和临床病理学家所赞成，在他们的观点里，可复性损伤缺血组织是构成缺血边缘带的主要物质，因此对症下药便可控、可挽救；而另一种看法认为，缺血边缘带是一个中间性的血流过渡地带，或第边缘带应代表梗死区与建好组织间的一个组化、生化功能改变的"梯度"区域。

第三节　急性 ST 段抬高型心肌梗死的病理生理学

一、急性斑块变化的原理及作用

冠状动脉发生高度狭窄的最终结果是冠状动脉的完全堵塞乃至闭塞，但也会因此而逐渐形成大量侧支循环网，所以随着时间的推移，STEMI 的情况并不是绝对会发生的。需要重点关注的是动脉粥样硬化在斑块的自然演变过程中会出现的意外情况——如果粥样硬化斑块带有脂质负荷，那么突发性的跃迁灾难是极易发生的。这一情况发生的现象就是斑块破裂，导致这一灾难性现象的原因大致有两个：一是纤维帽破裂，二是纤维帽表面受到了侵蚀。这些易破裂的斑块大多遍布在冠状动脉的分叉处或是弯曲处，因其易破裂的特性而被称为"高危斑块"或是"易损斑块"，并且近年来的血管内超声研究指出，相类似的"高危斑块"和"易损斑块"在整个冠状动脉中同时存在，不止斑块破裂一种。易破裂斑块的内部由炎性细胞和巨噬细胞共同组成，因而是非阻塞性的，当破裂发生时，表面暴露在外，这样的后果是产生黏附和凝血酶，在血小板活化的共同作用下，血栓形成，梗死动脉被完全阻塞。在没有充足侧支循环的情况下，波前状心肌坏死 15min 就会发作，并且由心内膜向心外膜逐渐发展。但同时，这一病变还受到决定心肌氧耗和广泛侧支血流等其他因素的共同影响，因而为挽救心肌提供了其他的路径和可能。

二、病理生理学

引起急性 ST 段抬高型心肌梗死的原因是狭窄冠脉斑块的破裂，在之前的研究中认为，管腔狭窄程度与 AMI 的发病无关，但近年研究发现，AMI 的发病与冠状动脉狭窄程度相关，而且重度狭窄病变更易出现 AMI。高立建等发现，狭窄程度介于 50% ~ 70% 的患者发作 AMI 较多，其余随时间延长发展为严重狭窄发作 AMI，狭窄程度 > 70% 易短时间内发作 AMI。

不同区域的血液分别供应不同分支的冠状动脉，由此可知，供血心肌梗死有它自己的梗死血管：当左前降支发生闭塞时，相对应地会造成左心室前壁、心尖部、下侧壁、前间隔、二尖瓣前乳头肌的梗死；当左回旋支发生闭塞时，左心室高侧壁、膈面（左冠状动脉占优势）和左心房会梗死，而且房室结会受到影响；当右冠状动脉发生闭塞时，左心室膈面（右冠状动脉占优势）、后间隔、右心室会出现梗死，并会影响到窦房结和房室结。

若心肌严重而持久地缺血达 20 ～ 30min 时便会造成急性心肌梗死，心肌即开始出现少数坏死，随着时间的推移，1 ～ 2h 后缺血心肌大部分呈凝固性坏死状态，还会伴有发炎症等反应。当梗死发生 6h 后，其苍白色比较便于辨认。到 8h 或 9h 的时候，又会变成淡黄色，并且呈干燥的硬质状态。到梗死发生的第 4 d，边缘会出现附壁血栓和充血出血带。到第 10 d，梗死灶又变成软质的黄色物质，并伴有出血现象。梗死超一个月后，肉芽组织会慢慢变成瘢痕组织，整体呈灰白色。这时，心室壁心肌细胞已经坏死，无法再自动收缩，在心脏超声下明显可见室壁运动异常，甚至在心腔压力的作用下，坏死心壁会向外膨出，最坏的结果是造成心脏破裂或者是心室壁瘤，其中心脏破裂又叫心室游离壁破裂、心室间隔破裂或乳头肌断裂。

急性 ST 段心肌梗死心电图典型表现为缺血性 T 波、损伤性 ST 段以及坏死性 Q 波。以往将急性心肌梗死分为 Q 波型心肌梗死和非 Q 波型心肌梗死，此种分类是心肌梗死发展到后期形成 Q 波来分类的，随着临床诊疗的进步，不适合临床工作的需要，因此临床根据 ST 段的改变分为急性 ST 段抬高型心肌梗死和急性非 ST 段抬高型心肌梗死。两者不仅在心电图上表现不同，解剖上亦不同，前者冠状动脉完全闭塞，心肌全层损伤，如不及时救治，可出现较大面积的 Q 波型 MI；后者不伴有 ST 段抬高，冠状动脉未完全闭塞，或为尚未波及全层的小范围坏死。因此，在治疗时 STEMI 需尽快实施再灌注治疗，而非 ST 段抬高型心肌梗死（non-ST segment elevation myocardial，NSTEMI）则与不稳定性心绞痛（unstable angina，UA）治疗相近。

心肌的缺血损伤坏死，导致心脏舒缩功能减低。根据心肌梗死的部位、程度、范围的不同，表现的严重程度不同，表现为心脏收缩力减弱、顺应性减低、射血分数减低、血压下降等。

第三章　急性 ST 段抬高型心肌梗死的发病机制

第一节　炎症

泡沫细胞牵张力的降低和纤维帽的局部弱化可通过泡沫细胞浸润的方式来实现，这一说法得到了体外实验的证实。进一步通过 DCA 获取不同症状患者的冠状动脉内斑块来进行病理检查，如稳定性心绞痛、不稳定性（静息）心绞痛、Q 波或非 Q 波心肌梗死患者等，对比研究发现，就急性冠脉综合征和稳定性心绞痛来说，巨噬细胞占急性冠脉综合征斑块组织的 14%，占稳定性心绞痛斑块组织仅 3%，前者的诱发病变中含有更多的巨噬细胞。巨噬细胞的一大作用是噬菌，因此可以在斑块组织中通过分泌蛋白溶解酶的方式来实现降解细胞外基质和诱发斑块破裂，这种蛋白溶解酶既可以是血浆纤溶酶原激活物，也可以是基质金属蛋白酶家族。

一、炎症在血栓形成中的作用

发生炎症感染时，内毒素会在革兰阴性细菌的作用下进入患者的血循环中，而且血管内皮的抗凝促纤溶表面也会在脂多糖的作用下变成促血栓形成的表面。内皮细胞的组织因子基因表达有很多种，人体动脉粥样硬化斑块中的许多炎性介质都可以增强这一表达。例如，肿瘤坏死因子（tumor necrosis factor，TNF）和白细胞介素 –1（interleukin–1，IL–1），这些炎性介质不但对增加促凝分子组织因子（tissue factor, TF）的基因表达有很好的效果，而且在促使"活化"的动脉粥样硬化斑块发生血栓方面也有良效。因为它们能增加内皮细胞凝血酶原激活因子的抑制因子（plasminogenal activator inhibitor–1，PAI–1）的产生而刺激到内皮，一旦斑块破裂，血栓在血液与带有 TF 的巨噬细胞接触中自然生成。

最近的研究认为，一种细胞表面的信号系统 CD154（C1340 的配体）与白细胞上它的受体 CD40 结合而促进 TF 表达，参与动脉粥样硬化的形成。

二、平滑肌细胞的促凝作用

虽然平滑肌细胞不直接参与凝血，但当动脉内皮剥脱时暴露出的平滑肌细胞表达 TF 也可以导致血栓的形成，所以平滑肌细胞具有促凝作用。平滑肌细胞与巨噬细胞和内皮细胞类似，也表达促凝的 TF，在生成促凝剂的同时，如果遇到了凝血酶等物质则还有可能激活炎症反应，产生大量的 IL-6，它可以提升血浆中的纤维蛋白原。

三、血小板在炎症中的作用

世界范围内的相关医学研究对血小板在动脉血栓形成中的重要作用早已达成共识，近年来的研究结果又发现，血小板还是炎性介质的来源之一。例如，血小板因子 4 便是炎症介质 CXC 因子家族中的一个。血小板的作用有很多，在产生趋化因子而又反应于后者的同时，还能对平滑肌细胞 CD154 和巨噬细胞的表达起到调节作用。血小板与白细胞的所处位置相同，在介入治疗术后的再狭窄病变、出血部位治疗、动脉硬化病变研究中，血小板与白细胞配合"工作"，致使损伤动脉的炎性白细胞也参与到血栓的形成中来。由此可见，止血、血栓形成与炎症反应是紧密相关的，这其中都有血小板的参与。

第二节　动脉粥样硬化斑块不稳定性与斑块破裂

如果冠状动脉中已经发生过动脉硬化，那么在动脉硬化斑块存在的地方会更容易发生急性心肌梗死，不过粥样硬化斑块一般来说都是管腔直径小于 50% 的狭窄病变，另外的 50% 左右是无明显狭窄部分，其中伴有明显狭窄部分大概有 20%，还有 30% 是有狭窄未见明显斑块破裂的部分。因此，斑块表面的病变诱因多发，而且多以进展性的方式呈现，如钙化结节、糜烂等其他尚未明确的病变。

动脉粥样硬化斑块不稳定性与斑块破裂也在实际操作中得到验证。在急性心肌梗死患者的尸检中发现，血栓的形成是普遍的，而且几乎全部都有粥样硬化斑块破裂或裂隙的现象；进一步研究还发现，这些死者有很多在生前并未患有缺血性心脏病，也就是说，他们有冠状动脉粥样硬化的现象，但是却没有冠心病的症状。这就给相关研究人员提出了问题——为什么这些患者的致命性心肌梗死是由动脉硬化斑块产生、破裂并继而产生血栓引起的呢？

经过对比研究发现，这一现象主要由斑块的稳定性引起，而斑块的稳定性又受到诸多因素影响。例如，内皮功能不全、不规则斑块局部的冠状动脉张力、局部的剪切力、斑块的脂质含量、病变局部的炎症反应程度、血小板功能及凝血系统的功能状态等。

一、动脉粥样硬化斑块的组成及斑块破裂

动脉粥样硬化斑块的主要构成物质有两种，分别是富含脂质的粥样物质和覆盖其上的纤维帽，其中，富含脂质的粥样物质是核心部分，它的具体构成和纤维帽的厚度是影响斑块稳定性的主要因素。脂质核心具体包含胆固醇结晶、富含脂质的泡沫细胞和细胞碎片等部分，但不同的动脉粥样硬化斑块的脂质核心有所不同，其大小和成分比例都会形成不同性质的斑块。一般来说，比较稳定的斑块基本上都是向心性斑块，含有少量的脂质核心和炎性细胞，纤维帽比较厚，近七成是胶原物质，因而不易破裂。那些易破裂受损的不稳定斑块则多是纤维帽较薄而且偏心的不规则斑块，脂质核心所占比重较大，甚至多伴有炎性细胞浸润的现象，斑块破裂的概率明显增大。心肌梗死中的冠状动脉硬化斑块大多是这种脂质核心比重较大的易损性不稳定斑块。对于脂质核心大小的影响因素目前还没有研究结果，有学者猜测可能是受到了巨核细胞凋亡的影响。

斑块的表面是一层薄薄的纤维帽，其中含有巨噬细胞、平滑肌细胞和胶原纤维，当存在于进展性动脉粥样硬化中的斑块其纤维帽的边缘或者是肩部发生断裂、撕裂或破溃时，斑块中含有的大量促凝物质会暴露并进而参与到血循环中，致使局部性的血栓形成或是血管闭塞，后果是有极大可能性引发急性冠脉综合征。斑块上的纤维帽为何会断裂、撕裂或破溃？目前还没有确切说法，据猜测，可能是内外因素综合作用的结果，内因指斑块自身的一些不稳定特性，外因如炎症、血流动力学异常或是化学损伤等，一般多是触发因素。还有一小部分急性心肌梗死突发血栓的情况，是在严重冠状动脉狭窄基础之上而又有斑块表面发生病变造成的，这时的斑块病变可能是糜烂，可能是腐蚀，也可能是无深层损伤的溃疡性病变。

由以上分析可知，造成斑块破裂的因素大概有粥样硬化脂质核心的重量和构成、脂质核心外围纤维帽的厚度、纤维帽是否有损伤或是炎症。此外，还需要注意循环应力对纤维帽产生的弱化作用，因为被弱化的纤维帽会加大斑块受损甚至破裂的可能性。

通常来说，受平滑肌调节的胶原合成可以将纤维帽的厚度维持在一定水平，因为纤维帽的细胞外基质中含有少量的大分子蛋白质，斑块是否完整受 I 型胶原、

Ⅲ型胶原和从平滑肌细胞中转移分泌的弹性蛋白的共同影响。此外，纤维帽的厚度还与平滑肌细胞和单核巨噬细胞的活性有关，尤其是基质金属蛋白酶，因为它具有降解结缔组织的功能。

在正常的机体功能下，起主导作用的是血浆中的基质金属蛋白酶，但是当细胞因子白介素1和肿瘤坏死因子－α之间明显出现血管平滑肌细胞时，基质降解酶的产生会有更大的便利。就动脉粥样硬化斑块来说，剪切力大的部位的基质金属蛋白酶 MMP-1 的表达是较剪切力小的部位的两倍多，而在不稳定斑块中，基质金属蛋白酶的过度表达是增加循环应力的重要原因，斑块破裂的病理生理中高剪切力部位的胶原细胞外基质降解和减弱发挥着重要作用。对于降低平滑肌细胞表达胶原基因能力的操作，还可以从 γ－干扰素（Thterferon－γ，IFN－γ）着手。IFN－γ 是存在于动脉粥样硬化斑块中的另一种炎性细胞因子，但是只能在 T 淋巴细胞中产生，动脉硬化板块中的慢性免疫刺激作用会导致 T 淋巴细胞产生 IFN－γ，最终对纤维帽不稳定部位胶原合成起抑制作用。此外，IFN－γ 还有一个引起凋亡的作用，有学者推测说，这有可能是造成斑块不稳定的重要生化标志。

纤维帽的最薄弱环节在其肩部，在这里，巨噬细胞浸润显著，极易发生破裂，尽管纤维帽的厚度、张力、细胞成分、硬度、机制含量等都有明显不同。纤维帽的硬度会受到内部细胞成分的减少和钙化作用的影响，但暂且还不能把斑块破裂与纤维帽硬度变化相联系，因为脂质核心的大小、纤维帽的薄厚与管腔的狭窄程度、斑块的大小并不存在直接联系。

尸体解剖发现，在发生粥样硬化斑块破裂的纤维帽局部有大量活化的巨噬细胞和泡沫细胞浸润，提示了一种炎症反应过程。有研究还发现，mast 细胞也同单核巨噬细胞及泡沫细胞一起参与了斑块破裂的过程。人类的 mast 细胞可以分泌作用很强的蛋白多糖和蛋白水解酶，包括胃促胰酶（chymase）和类胰蛋白酶，可激活其他细胞分泌的前金属蛋白酶。在正常的冠状动脉，mast 细胞只占有核细胞的 0.1%，然而，在纤维帽、脂核和动脉硬化病变的肩部，mast 细胞的密度分别增加了 5～10 倍。研究发现，在斑块肩部有 mast 细胞参与了急性冠状动脉综合征胶质降解及斑块破裂过程。但由于 mast 细胞含量很少，在引起动脉粥样硬化斑块破裂中的作用明显低于巨噬细胞。

易损斑块的破裂还与剪切力、管壁张力、压力等因素有关。由于在动脉硬化斑块内含有一个大的脂核，故大部分的力集中在纤维帽上，随着纤维帽硬度的增加，受力部位由纤维帽的中心移到了它的边缘或肩部。研究发现，纤维帽的厚度是决定纵向应力及斑块是否破裂的主要因素。

斑块在发生裂隙或是溃疡后，会释放或激活出诸如组织因子（TF）、5-羟色胺（5-HT）、血小板活化因子（PAF）、氧自由基、血栓素 A_2（TXA_2）、凝血酶、二磷酸腺苷（ADP）等递质，这些递质会加重狭窄动脉的机械性梗阻，因而都会对血小板的聚集起到一定的积极作用。此外，5-HT、PAF、TXA_2、TF 等还具有有利于有丝分裂的作用，所以可以促进内膜增殖。

二、动脉粥样硬化斑块破裂与心肌缺血

斑块的存在不一定引起心肌缺血，管壁内或小的附壁血栓临床上常常无任何症状，但随着斑块的逐渐增大，病变逐渐加重。大部分动脉粥样硬化斑块破裂后可再转化至稳定状态，内膜修复，但部分患者则可通过以下机制引起急性心肌缺血或心肌梗死。

（一）内膜下血栓形成

血小板、血液和纤维蛋白会在内膜屏障遭到破坏后渗入斑块的内部，并在内膜下形成血栓。一方面，这样的过程增加了斑块的体积，加重冠状动脉管腔的狭窄程度；另一方面，新物质的进入会增高斑块内的压力，造成斑块的下一次破裂。

（二）冠状动脉内血栓形成

斑块破裂后，其脂质核心和胶原纤维暴露，诱发血小板的黏附聚集，血小板及内源性和外源性凝血系统被激活，大量的血管活性物质被释放，凝血酶形成，纤维蛋白沉积，导致冠脉内血栓形成并发展。此外，内源性抗血栓机制的破坏在血栓形成中也起着十分重要的作用。

病变部位的某一部分管腔或远端血管床的机械性阻塞是由粥样硬化斑块破裂的碎片对冠状动脉血流的阻塞作用引起的。

冠状动脉内血栓形成导致血管的完全闭塞或不完全闭塞，使相关区域的心肌血供减少或完全消失，心肌坏死。

三、不稳定/易损性斑块的研究进展及诊疗建议

如前所述，若斑块中含有一个体积重大的脂质核心，那么它将是与急性冠脉事件相关的一种重要斑块病理类型，因为它含有丰富的巨噬细胞，并且纤维帽也因大型脂质核心而变得薄而易破。在这种斑块的作用下血栓极易形成，而且会发展得很快，其结果是会在较短时间中使管腔变得极其狭窄，最终造成急性冠脉综合征。所以，在实践中务必要分辨斑块的稳定性，以便对那些携有不稳定斑块的患者做到早发现、早治疗，杜绝心血管临床事件的发生。

（一）不稳定斑块的组织病理学和临床特点

主要特点：①有活动性炎症（单核／巨噬细胞浸润。②斑块内有大的脂质核心，外表为薄层纤维帽。③内皮脱落伴其表面的血小板聚集。④有斑块损伤或裂隙存在。

次要特点：①斑块表面有钙化结节。②斑块呈亮黄色。③冠状动脉临界狭窄。④有冠状动脉的正性重塑。

（二）不稳定斑块的检测方法

斑块／冠状动脉水平：①斑块炎症（巨噬细胞的密度／单核细胞浸润率），有确定的微生物抗原存在。②基质金属蛋白酶的活性（纤维帽内 MMP2，MMP3，MMP9）。③内皮脱失或功能不全（局部 NO 产物、内皮的抗凝血性能和促凝血性能）。④斑块表面的血小板聚集和纤维蛋白沉积（残余的壁内血栓）。⑤斑块纤维帽的厚度＜ 100μm。⑥胶原含量、脂核的大小、斑块的机械稳定性（硬度和弹性）。⑦冠状动脉病变／斑块的钙化程度（钙化呈结节状或散在，在内皮层或斑块的深层等）。⑧新生血管形成、斑块内出血等。⑨剪切应力的影像学证据（冠状动脉的血流类型和特点）。⑩细胞凋亡率（凋亡蛋白标志物、冠脉微卫星检测）。

全身／血清学标志物：① C 反应蛋白（C-reactionprotein，CRP）、CD40、细胞间黏附分子 -1（intercellular cell adhesion molecule-1，ICAM-1）、血管细胞黏附分子 -1（vascular cell adhesion molecule-1，VCAM-1）和其他一些炎症反应的血清学标志（但这些不是动脉硬化或斑块炎症的特异性标志物）。②基质金属蛋白酶（matrix metallo proteinases，MMPs）、酸消化蛋白和其他抑制剂，如 TIMPs。

最近的研究还进一步证实，异常的胆固醇水平，尤其是总胆固醇／高密度脂蛋白胆固醇的比值增高易导致不稳定／易损斑块的破裂；吸烟易导致斑块的糜烂和急性血栓形成；50 岁以上的女性患者易发生斑块的破溃；血清 CRP 水平与斑块的稳定性和心肌梗死的预后密切相关。

第三节　血栓形成

在血管内血栓形成，特别是动脉系统血栓形成的过程中，同时存在着凝血和血栓自溶过程，如果局部的刺激因子造成了血栓形成占主导地位则将引起血管内血栓形成，但有时全身的刺激因素在血栓形成中也占有重要的地位。有研究证实，在大量吸烟的男性患者中，冠脉内血栓形成导致的急性心肌梗死可以发生在没有明显动脉硬化斑块的冠状动脉。也有研究认为，某些 AMI 的发生可能是由于血浆中纤维蛋白溶酶激活物抑制剂（PTI）增高，导致纤维蛋白溶解能力下降所致。

一、血栓形成的主要步骤

（一）血小板黏附和聚集

血栓形成的第一个步骤是损伤的血管壁上黏附有血小板，因为完整的、没有受到损伤的血管内皮是无法生成血栓的，它具有抗血栓形成的特点，通常情况下血管内皮都是血小板与内皮下结构的屏障，负责产生前列环素来阻止血小板的聚集，所以当血管内膜受到损伤时，血小板在没有前列环素的抑制作用下会快速地与无内皮化或是有所损伤的血管内膜接触，血小板团被轻易激活并迅速形成。具体来说，损伤的血管内皮是以两种方式来实现血小板黏附的：一方面，血管壁深层胶原纤维的暴露可以促进血小板的黏附；另一方面，内皮细胞释放出的 Von Willebrand 因子引起了血小板的黏附。

在正常的生理情况下，体内的溶血系统可以被迅速动员。但在病理性血栓形成过程中，这种血小板的聚集不断增大并形成血栓导致循环受阻。这种血小板聚集的过程包括：①血小板接触到内皮下的胶原，尤其是Ⅲ型胶原后，引起血小板黏附和聚集。②血小板活化并激活细胞内的信号传导系统。③受损的血管内皮细胞释放纤维蛋白溶酶原的能力下降，使多聚纤维蛋白形成，有利于血小板黏附和聚集。④黏附蛋白的血小板受体表达增加。⑤血小板受凝血酶、TXA_2 及 ADP 的补充调节。⑥血管狭窄病变处血流速度变慢且形成涡流，有利于血小板的黏附。⑦血小板表层的损伤可以使血小板膜糖蛋白（glucoproteins，GP）受体激活。其中，GPⅠb 受体可以与 Von Willebrand 因子相结合，GPⅠa 受体可以与内皮下层的胶原相结合，GPⅡb/Ⅲa 受体可以与纤维蛋白原相结合。凝血酶可以通过对血小板受体的一段特异的氨基酸区域的裂解作用而使其激活。激活的血小板受体具有两方面的作用，一方面它们可以通过对腺苷环化酶的抑制作用及对磷脂酶 C 的刺激作用促进胞质内质网钙离子的释放而使血小板激活；另一方面，它们可以与大分子物质如 Von Willebrand 因子相结合，从而促进血小板的黏附及Ⅰa 和Ⅰb 激活，继而血小板糖蛋白Ⅱb/Ⅲa 受体激活，形成血小板聚合体。

三磷酸肌醇的生成有多方面刺激因素。例如，内皮细胞损伤产生的胶原纤维及凝血酶、红细胞溶解释放的 5-HT 以及血小板损伤释放的 ADP 都可以产生刺激作用。而受到损伤的血管壁细胞会产生 TXA_2 物质，TXA_2 对 cAMP 的生成有抑制作用，但是可以促进三磷酸肌醇的生成。三磷酸肌醇的有效功能显著——它可以激活胞质内质网的钙离子，并进一步刺激血小板磷脂裂解，使 TXA_2 的形成更加快速；还可以激活血小板肌动蛋白和肌凝蛋白，以引起血小板收缩，在收缩力和机械性剪切力的共同作用下，GP Ⅱ b/ Ⅲ a 受体被暴露出来，使得与大分子物质的结合变得高效，如与纤维蛋白原、Von Willebrand 因子以及凝血酶的结合。与这些大分子物质的结合会使血小板之间联结得更加紧密，并且这些大分子物质还能与已经黏附在血管壁的血小板结合，形成更大的血小板聚集。

在血小板聚集过程中以及血小板聚集后，血小板可以释放 5-HT 和其他一些非常重要的产物如 PF4 和 β 凝血球蛋白，促进血栓的形成。在血管内皮保持完整的情况下，5-HT 可以导致血管的扩张；相反，当血管内皮损伤时，5-HT 则引起血管的收缩，导致血流的瘀滞，促进血栓的形成。

综上，血小板的黏附和聚集是多方面因素共同作用的结果，其影响是形成冠状动脉内血栓，造成患者心肌缺血。

（二）凝血因子激活

急性心肌梗死还和局部凝血系统功能的紊乱有关，内源性和外源性这两种途径都可以实现凝血。在内源性凝血过程中会产生凝血酶，是因为激活过程中血小板膜的作用；而在外源性凝血过程中会产生凝血激酶，因为在这一过程中血管壁受到了损伤。凝血激酶的作用是促使凝血酶原转变为凝血酶，而凝血酶在人体中具有重要作用——当血管受到损伤时，凝血酶会做出迅速反应，并在形成不溶性纤维蛋白和血小板聚集的过程中产生重要作用。无论内源性凝血过程还是外源性凝血过程，其中都有凝血酶的产生，因而都能激活血小板膜、促进血小板聚集，并最终促使纤维蛋白的生成，形成一个富含血小板及纤维蛋白的附壁血栓。

附壁血栓形成于局部，在渐进过程中完成，而且会受到一系列生化反应的调节影响。这样的调节作用需要满足多方面的因素，主要指循环中的凝血因子与损伤的血管细胞、暴露的内膜下结缔组织（主要是胶原）成分、血小板（也是凝血因子表达受体的部位）和巨噬细胞的结合。这一过程中会聚集起大量的酶复合物，因此局部凝血和促凝血物质的浓度大大提升，一开始的小刺激被放大成一系列生化反应，并致使血栓形成。

（三）纤维蛋白形成

纤维蛋白是由蛋白原转化而成的，它会形成一种处于平衡状态的网络，即纤维蛋白网。纤维蛋白网的形成，代表着血栓的最终形成。纤维蛋白是血管重塑必不可少的一部分，它提供了一种支撑作用，使血细胞更加稳固。纤维蛋白相互交叉，形成了可以凝成血块的结构。

二、血栓事件的病理学

血栓的形成一般是由于动脉硬化斑块破裂造成的，这是一个长期过程，初期的动脉硬化并不能为人所察觉。这一过程可能会持续数十年，而患者自身并没有任何异样感觉。早期的血栓通常没有闭合，而且体积较小，通常在1厘米左右。冠状动脉斑块的进展和复杂化，使得血栓的形成更加迅速。血栓形成后，后果十分严重，除了不稳定性心绞痛之外，甚至还会引起猝死。纤维钙化、脂化、不稳定的纤维帽，是富含血小板的血栓的特点。血栓由血小板、白细胞、红细胞和纤维蛋白等组成，与动脉硬化斑块相连。

三、冠脉内血栓与心肌梗死

心肌梗死在很大程度上与冠脉内血栓紧密相关，因为在对心肌梗死的患者尸体进行解剖时，经常能在关键部位看到血栓。利用DCA（定向冠状动脉内膜切割术）技术治疗急性心肌梗死的患者时，或者用内血管镜检查时，也通常能发现血栓的存在。在临床试验中，有三分之一以上的冠状动脉溃疡或不规则病变患者，冠脉中明确存在血栓；有四成的患者，疑似存在血栓。一些患者在使用了血小板受体拮抗剂治疗后，病情有了改善，表明血栓的减小有利于急性冠状动脉综合征患者病情的好转。通常临床上，都用肝素、血小板糖蛋白、阿司匹林等药物，控制血栓在发病中的影响。

第四节　其他因素

一、内皮损伤与动脉硬化

血管内皮损伤可能会导致动脉硬化。血管内皮是保护血管不受脂蛋白入侵的重要部分，它还能使血管内膜不受炎症的困扰。血管内皮细胞可以分泌多种活性物质，可以代谢，具有生物学活性，调节血管的舒缩，它是一种不稳定的被膜细胞，是非常特殊的一种细胞。如果这种细胞出现损伤，那么血管内皮就不能保护血管，不能使血管处于健康的状态，进而就可能导致动脉硬化。动脉硬化通常会经历数十年的发展，才能形成临床上所说的动脉硬化斑块。这一过程十分复杂，其导致的后果也是十分严重的。冠心病、糖尿病、高同型半胱氨酸血症等危险疾病，大部分是由于血管内皮损伤导致的，而吸烟、高血压等诱因，进一步会导致病情的恶化。

血管内皮损伤的过程也是十分复杂的。内皮的通透性会由于一些原因增加，这时，脂质就可能进入血管，脂蛋白可能会造成血管内皮的损伤。在这种情况下，脂质进入血管会更加顺利，在内皮中与氧发生反应，形成氧化脂质，进一步造成血管内皮的损伤，如此恶性循环。

动脉硬化是由于巨噬细胞、泡沫细胞和平滑肌细胞等共同作用形成的斑块。巨噬细胞是单核细胞与损伤的内皮产生反应后形成的。单核细胞是内皮功能改变产生的黏附分子将血液中的单核细胞与内皮黏附，从而进入内皮间隙。泡沫细胞是巨噬细胞聚集脂质转化而成的。平滑肌细胞也会因为血管内皮受损而产生损伤。三者共同作用，导致了病情的进展。

内皮功能障碍还可能导致促凝血和抗凝血物质失衡，从而削弱内皮抗凝作用。动脉硬化斑块的形成和发育加速，通常是因为纤溶酶原激活物的合成不充分，在紧密表面上形成的血栓不易分散造成的。

内皮细胞发生功能障碍时，一氧化碳在内皮功能障碍中显著降低，并且减轻了对单核细胞和内皮细胞黏附的抑制。血小板聚集和血小板源性生长因子（platelet-derived growth factor，PDGF）的释放可促进平滑肌细胞表型的改变，通过正常类型的收缩变为合成型，细胞经历分裂和增殖并迁移到内膜，动脉硬化斑块因此增多和增厚。泡沫细胞也会由具有改变的表型和增殖的平滑肌细胞通过脂质摄入转化而成。

动脉粥样硬化斑块的发展都可以由上述内皮损伤和功能变化引起。由大量脂质的积累形成的脂质核是不稳定的，使斑块极易发生分解。

二、冠状动脉痉挛

冠状动脉痉挛通常是由于内皮功能异常引起的。一些血小板释放的活性物质，可以引起内皮依赖性舒张作用的反常，造成血管异常。这些活性物质包括 PDGF、TXA2、ADP、5-HT 等。动脉硬化病变也会引起冠状动脉痉挛。一些情况下，缩血管物质的生成也会引起冠状动脉出现特殊状态，如出现痉挛现象。而这些痉挛现象又会进一步导致内皮的损伤，使血管更加狭窄，血液流通更加不畅，甚至有可能导致动脉粥样硬化斑块分解。

临床上，心肌梗死的患者发病就有可能是由于冠状动脉产生痉挛，进而引起血管闭塞造成的。当然，这种情况下，必须达到一定持续时间，才会真正引起心肌梗死。如果在诊断时发现血管没有闭塞，而是保持畅通，那么心肌梗死可能就是由于冠状动脉痉挛导致的。血栓白溶再通也可能是导致心肌梗死的原因之一。在实践中，冠状动脉痉挛导致心肌梗死的病例并不少见。

三、心肌梗死的促发因素

经过研究，很多专家认为肾上腺素是导致心肌梗死的促发因素之一。因为，有时肾上腺素会导致动脉硬化斑块解体，或促使血栓形成。动脉硬化斑块解体或促使血栓形成，可能在很短的时间内被外界因素影响，触发急性心肌梗死的病情。肾上腺素会促发心肌梗死的原因主要有以下几点：第一，肾上腺素会使动脉内血压升高，加重内皮损伤，增加血管阻力，加重缺血；第二，肾上腺素会使心率增高，心脏耗氧量增多，造成心肌缺血；第三，肾上腺素会使游离脂肪酸增多，血液循环会加重血管内皮损伤，加速血小板集中。

另外，情绪激动和过度疲劳也是导致心肌梗死的原因之一。临床上，医生都要求患者保持心情平和，避免过度劳累。

研究发现，清晨是心肌梗死并发的主要时间段。此时，动脉硬化斑块更易破裂，引发血栓。脑卒中、不稳定心绞痛和心源性猝死也通常发生在清晨。专家表示，人的收缩压在清晨增高 20 ～ 30mmHg 时，心肌梗死的发病概率会上升。心率在清晨的升高，也会增加心脏耗氧量，进而引发斑块破裂，引起病发。血管在清晨的张力会增加，也会因为血流速度影响斑块的破裂。

动脉闭合性血栓受血液中血小板的影响。清晨，血小板的活性较高，因此有可能影响到血液的黏性和活性，进而影响动脉血栓的形成。有一些蛋白原激活物，也会在清晨活性升高，导致一些血栓形成并黏附在血管壁上，严重情况下会增大血栓的体积，甚至造成血管闭塞。清晨肾上腺皮质素的增加也会导致上述结果。

为了解决清晨心肌梗死高发的情况，通常采用阿司匹林和 β 受体阻滞剂进行治疗。阿司匹林可以降低心肌梗死出现的概率，使患者更加安全地度过清晨，这表明，血小板在清晨的变化确实可以影响到心肌梗死的病发。β 受体阻滞剂可以减少肾上腺素对人体的影响，减少心肌梗死的发病概率，避免在清晨发生猝死，这表明，肾上腺素也对心肌梗死的影响颇深。

除清晨外，正常时间段内肾上腺素的上升也会影响人体的病发情况。肾上腺素可能会因为寒冷、情绪激动、过度疲劳等情况产生上升趋势，引起血管收缩，造成血液流通的阻力加大。血管中压力的变化，会导致前列环素和 tPA 的不稳定，引起血栓。

除了上述心肌梗死的促发因素外，还有一些因素与心肌梗死相联系。①精神压力：情绪激动、生气、外界刺激；②身体压力：过度疲劳、吸烟、酗酒；③气温变化：寒冷、闷热；④气候变化：雨雪天气。一半以上的心肌梗死患者都有其心肌梗死的促发因素，这些促发因素导致了患者精神和身体的变化，影响动脉硬化斑块的破裂，导致血栓的形成。

第四章　急性 ST 段抬高型心肌梗死的临床诊断

第一节　临床表现

一、症状

（一）典型表现

STEMI 典型表现为胸部、颈部和下颌部不适，患者常自述为压榨感、烧灼感，持续时间为 30 min 或者更长。考虑其他非缺血性胸痛的原因也非常重要，主动脉夹层动脉瘤、气胸、心包炎、肺栓塞、食管破裂、腹腔内脏器缺血或破裂。这些情况都危及生命，故需要及时的诊断和治疗。如不能鉴别急性心肌梗死和主动脉夹层动脉瘤时，需要借助影像学检查（如 TEE，增强胸部 CT/MRI）予以明确。

（二）不典型表现

乏力、呼吸困难、心力衰竭、头晕和晕厥常见于糖尿病和老年患者。女性患者下述症状并非少见，呼吸短促、疲劳、下颌疼痛、疼痛持续数小时而非几分钟。女性患者通常在急性心肌梗死前数周有前驱症状：非同寻常的疲劳、睡眠障碍、呼吸困难。触诊时出现胸膜样症状或疼痛非常少见，但并不能排除急性心肌梗死的可能。

（三）无痛性心肌梗死

有 20% 的心肌梗死无胸痛症状，因而不易被察觉。STEMI 临床特点与梗死范围、部位、侧支循环等密切相关。及时详细获得并正确解读症状、体征及辅助检查资料有助于诊断及鉴别诊断。

老年（＞75岁）、女性、糖尿病、慢性肾功能不全或脑功能不全患者症状常不典型，包括上腹部疼痛、消化不良、胸部刺痛、胸膜炎样胸痛或进行性呼吸困难。

二、体征

STEMI多无明显特异性体征。但鉴别诊断可以借助详细的体检来完成，排除危险。

（一）全身状态

焦虑、抑郁、多汗或Levine征（握拳放于前胸部），通常血压正常或升高。重者可出现皮肤湿冷、面色苍白、烦躁不安、颈静脉怒张、肺部啰音、心率增快、心律失常、心脏杂音或心包摩擦音和奔马律等。

（二）颈部

颈静脉压轻度升高或正常。

（三）心脏

心动过速，S_1减弱，可闻及S_4或S_3，可闻及杂音或心包摩擦音。

（四）肺

左心衰竭时可闻及湿啰音或哮鸣音。

（五）四肢

可见外周血管疾病体征。

第二节 心脏标志物

一、心脏标志物概述

（一）历史发展

在很长一段时期，并没有合适的可以确定急性心肌梗死患者早期发病症状的物质，从而导致了大量患者病情被耽误，没有得到及时治疗，一半以上的患者的心电图都没有特异改变。在这种情况下，亟待一种特异性强、敏感性高的手段，来检测早期 AMI 的发病情况。AMI 发生时，会产生缺血缺氧的情况，从而导致心肌细胞产生病变，在病变过程中，心肌细胞释放出一些生化物质入血，而对这些入血进行检测，能够很好地判断患者的情况，及时进行诊断。

20 世纪 50 年代，专家 Karmen 就运用简单的定量纸色谱法对心肌梗死患者的天门冬氨酸氨基转移酶（AST）的活性进行了试验，发现心肌梗死患者血清中的这种转移酶含量会增加，最终发现了第一个心脏标志物（cardiac marker）——AST。之后，不断有人对心脏标志物进行研究，相继发现了其他的心脏标志物——血清乳酸脱氢酶（LDH）及同工酶。

20 世纪 60 年代，出现了一种在心肌梗死发病后可以明显检测到其活性变化的物质——肌酸激酶（CK），成为另一种重要的心脏标志物。

20 世纪 70 年代，诊断心肌梗死的"金标准"——CK-MB 出现了。它的敏感性和特异性都很高，可以明显被检测出来，给医生以明确的结论，因此出现后就被普遍使用。

20 世纪 80 年代，检测心脏标志物的方法也有所改进，从传统的酶活性测定法升级为单克隆抗体放射免疫分析法。这种分析方法可以测定血清酶质量，以获得更加准确的数据。新的检测方法，使原来的发病后检测时间提前到了 2 ~ 4 h 之内，加强了对病情的了解和控制。至此，AMI 诊断中，血清生化标志物的地位提高了。

20 世纪 80 年代，更新的心脏标志物出现了，它就是心肌肌钙蛋白。心肌肌钙蛋白的特异性和敏感性更高，能够诊断更加早期的 AMI，使得 AMI 的病情监测更加准确有效。心肌肌钙蛋白已逐渐取代了 20 世纪 70 年代诊断心肌梗死的"金标准"CK-MB，而且也使 AST、LDH 等老标志物逐渐被 AMI 诊断排除在外。

（二）理想标志物的标准

通常来说，理想的心脏标志物具有以下特点：①特异性高；②敏感性高；③检测周转时间短；④持续异常时间长。事实上，现实中尚未出现满足以上全部条件的心脏标志物，只有相对来说比较优秀的标志物使用在临床中。当前使用效果较好的标志物有两种：其一是在 AMI 并发 6 h 之内就可以被检测出来的早期标志物，这种标志物中，肌红蛋白能够在 2 h 内就能被明显检测出来，但肌红蛋白的特异性不高，只能用于早期诊断。其二是能够在发病后长时间保持被检测状态的确定标志物，这种标志物在发病后 6 ~ 9 h 内可被明显检测出，而且持续时间长，特异性高，这种标志物的代表是心肌肌钙蛋白。

二、常用心脏标志物及其在心肌梗死诊断中的应用

（一）传统血清酶学标志物

（1）乳酸脱氢酶及同工酶。乳酸脱氢酶是一种糖酵解酶，英文名称为 lactic dehydrogenase（LDH）。乳酸脱氢酶在人体中的分布广泛，具体分布如下图 4-1 所示（按丰富程度排列）：

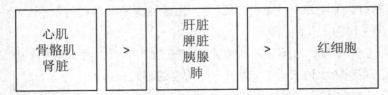

图 4-1　乳酸脱氢酶在人体中的分布排列

除了上述提到的人体组织，肿瘤组织中有时也会含有 LDH。LDH 在 AMI 发病后 8 ~ 12 h 才开始升高，比 CK 及 AST 升高稍迟，在发病 2 ~ 3 d 达到高峰，7 ~ 14 d 左右恢复正常，因此可以被用作检测一些延迟就医的患者的病情，而不能用作 AMI 发病早期检查。但 LDH 的升高可能不是因为 AMI 发病，还可能是因为白血病、肾病、肺梗死、骨骼肌疾病、各种肿瘤等原因，因此，检测时需要尤为注意。可在检测 LDH 时同步检测 DH，以确保 AMI 诊断的准确性。LDH 的同工酶分布在人体各处，其中，LDH1 分布在心脏中，LDH2 和 LDH3 分布在肺脏中，LDH4 分布在肝脏中，LDH5 分布在骨骼中。检测同工酶，可以确定病变的具体位置。总 DH 升高且 LDHl/DH2 > 1，可有效检测心梗的发生，诊断价值较高。

（2）肌酸激酶及同工酶。肌酸激酶是存在于细胞中，参与能量代谢的一种物质，英文名称为 creatine kinase（CK），也叫肌酸磷酸激酶（creatine phosphatase kinase，CPK）。它在人体内的分布也十分广泛，主要分布在骨骼肌、心肌、平滑肌和大脑中。当上述人体组织受损时，CK 就会从细胞中渗出进入血液，使血液中 CK 含量升高。一般情况下，AMI 发作后 6 h 内，人体血清中的 CK 就开始升高，在 8 ~ 58 h 内达到高峰，48 ~ 72 h 恢复正常。实践中，很多其他因素也可以导致 CK 升高，如肌肉损伤、肺栓塞、剧烈活动、休克等，因此在检测时需要注意分辨。

CK 有三种同工酶——CK-BB、CK-MM 和 CK-MB，都是由两个亚单位 M 或 B 组成的二聚体。不同的同工酶，可以帮助检测不同人体组织的 CK 升高来源。比

如，检测 MM 同工酶，可以确定骨骼肌的健康状态；检测 BB 同工酶，可以确定大脑和肾脏的病情；确定心肌情况时，可以同时检测 MB 和 MM 两种同工酶。MB 同工酶在检测 AMI 时使用较多，因为它具有良好的特异性和敏感性，可以说是检测心肌坏死的"金标准"，在长时间内，起着检测 AMI 的重要的主导地位。AMI 时 CK-MB/CK > 5%。在心肌坏死发病 4 ~ 8 h 内，MB 同工酶的浓度会上升，12 ~ 20 h 达到最高值，2 ~ 3 d 恢复正常。因为 MB 同工酶持续时间长，升高幅度明显。因此，在检测心肌梗死病情中，能够准确地判断梗死的面积、再灌注效果等内容，能帮助医生及时了解患者病情。但在确诊中，需要排除心肌炎、心外科手术、严重肌肉损伤等干扰，因为这些疾病也会造成 MB 同工酶的升高。

（3）天门冬氨酸氨基转移酶（aspartate aminotransferase，AST），亦称谷氨酸草酰乙酸转氨酶（glutamic oxalo-acetic transminase，GOT）在心肌中含量最高，亦广泛分布于肝、脑、肾，骨骼肌中，AST 在 AMI 后 6 ~ 12 h 即开始急剧升高，约在 24 ~ 48 h 达高峰，3 ~ 6 d 后恢复正常。除 AMI 外，肝胆疾病、骨骼肌损伤、脑卒中、肺栓塞，急性胰腺炎、心肌炎、肝瘀血、休克等病人 AST 均可升高。作为 AMI 诊断指标其特异性不及 CK。

可以间接反映出 DH 活力的是 α-羟丁酸脱氢酶（α-HBDH），它的活力变化在 AMI 发病后 12 h 开始升高，2 ~ 3 d 达到最高值，14 ~ 21 日后恢复正常，与 LDH 总活力相一致。

总而言之，具有动态规律的血清酶学指标，可以有效帮助医生确诊 AMI 病情，并做出合理的治疗。

（二）心肌损伤早期标志物

（1）肌红蛋白（myoglobin，Mgb）。肌红蛋白是一种亚铁血红素蛋白，存在于心肌和骨骼肌中，其分子量很小（17800）。在 AMI 发病 1 ~ 4 h 内，肌红蛋白就能迅速从心肌细胞中释放出来，6 ~ 7 h 肌红蛋白达到最高值，18 ~ 30 h 恢复正常。肌红蛋白敏感性很高，在 AMI 后 2 h，阳性率为 50%，但在 4 h，就可以达到 100%，很容易被检测出来，帮助医生确诊。

心肌和骨骼肌中都都含有很丰富肌红蛋白。强烈运动（如马拉松）后，微血管中的血红蛋白也会升高。所以，心肌特异性非常低，不能简单地使用肌红蛋白来诊断心肌坏死。肌红蛋白的半衰期约为 15 min，并在 AMI 后恢复正常。因此，在 AMI 过程中连续测量肌红蛋白可以帮助发现早期再梗死。

（2）CK-MB。CK-MB 具有良好的特异性和敏感性，对诊断 AMI 具有极大价值，其性能优于传统的血清酶标志物。CK-MB 能够检测出初期的 AMI 发病，因此，在发现以来被广泛应用，可以说是 AMI 血清学诊断的"金标准"。20 世纪 80 年代以来，应用单克隆抗体的放免分析法检测 CK–MB 质量（CK–MB mass）不仅提高了诊断特异性，还使得在 AMI 发病 2～4 h 即可检测出 CK–MB 升高，故 CK–MB 也可作为早期标志物。此外血浆中 CK–MB 的 M 亚单位的羧基可经血浆羧基肽酶水解，从而使血浆中可检出 CK–MB1（无羧基）和 CK–MB2（原型，组织型）两个异型，其比值变化较常规 CK–MB 测定诊断 AMI 敏感性、特异性更高。如以血浆 CK–MB2 活性大于 1.0U/L，CK–MB2/CK–MB1 比值大于 1.5 为界值，在 AMI 症状发作后 2～4 h，诊断敏感性为 59%，4～6 h 为 92%，而常规 CK–MB 测定仅为 48% 左右。另有文献报道，可用溶栓 2 hCK–MB2/CK–MB1 > 3.8 作为再灌注成功的指标。但 CK–MB 应用的缺陷是其心脏特异性问题。有严重骨骼肌损伤等情况下，CK–MB 也升高，近年来，CK–MB 在 AMI 诊断中的"金标准"地位有逐步被心肌特异性更高的心肌肌钙蛋白取代的趋势。如仍采用 CK–MB 测定，也应采用质量测定法来替代酶活性测定法。

（三）心肌损伤确定标志物

肌钙蛋白（Troponin，Tn），是位于横纹肌收缩单位细肌丝上，横纹肌收缩的重要调节蛋白，由三个亚基组成：肌钙蛋白 C（TnC），肌钙蛋白 I（TnI）及肌钙蛋白 T（TnT）。

TnC 是肌钙蛋白的 Ca^{2+} 结合亚基，分子量 18kDa，呈晶体结构，每分子 TnC 结合两个 Ca^{2+}。骨骼肌和心肌中的 TnC 结构完全相同，无心肌特异性，不用做心脏标志物。

TnI 为肌动蛋白 –ATP 酶抑制亚基，结合于肌动蛋白，在无钙离子时抑制肌动蛋白和肌球蛋白的相互作用，分子量 23kDa。TnI 有三种亚型，由三种不同的基因编码，分别存在于不同种类的横纹肌中，即快骨骼肌亚型、慢骨骼肌亚型和心肌亚型。心肌亚型，即心肌肌钙蛋白（cTnI），相对两种骨骼肌亚型（sTnI）的不同源性约 40%，人的 cTnI 氨基末端比 sTnI 多 31 个氨基酸残基，这种氨基酸结构的差异使人们可用特异的单克隆抗体识别 cTnI，而与 sTnI 无交叉反应。用单克隆抗体免疫法测定发现在胎儿发育、骨骼肌损伤及再生等阶段骨骼肌均不表达心肌肌钙蛋白（cTnI），cTnI 仅局限于心肌，具有高度的心肌特异性。

TnT 为原肌球蛋白结合亚基，分子量 33kDa。TnT 也有三种亚型，即快骨骼肌亚型、慢骨骼肌亚型和心肌亚型（cTnT）。它们在骨骼肌或心肌中的表达也分别受不同的基因调控。

心肌肌钙蛋白复合物是心肌结构蛋白，主要结合于心肌肌纤维中，仅少量（cTnI 的 2.8%～4.1%，cTnT 的 6%～8%）在心肌细胞胞质中以游离形式存在。生理条件下，用现有的免疫学方法不能测出这些蛋白在循环血液中存在。在心肌不可逆损伤或坏死时，细胞膜的完整性受损，这些细胞内的蛋白从心肌肌细胞中释放入血，可能被检测出来。现有技术可检出＜1g 的坏死心肌，检测灵敏性相当高。由于此过程中大部分肌钙蛋白需从心肌细胞细丝结构上解离下来，故其释放动力学不同于 CK 等主要存在于胞质中的酶，释放持续时间较长。研究表明，cTnT 在急性心梗患者胸痛发生 3.5 h 左右即可升高，略早于 CK-MB，持续升高可超过 14 d，2～5 d 为平台期。这个升高值明显比其他标志物高，平均高出30～40 倍。cTnI 和 cTnT 在释放动力学角度上来说，是非常类似的。

心肌肌钙蛋白（cardiac troponin，cTn），它的特异性和敏感性都非常高，cTnT 和 cTnI 是心肌肌钙蛋白的主要部分。因为心肌肌钙蛋白的优质特性，其已逐步取代 CK-MB 等传统生化标志物，成为测定心肌损伤的最受欢迎的成员。

（四）其他

还有一些心脏标志物可以为冠心病检测服务，如 P- 选择素（p-selectin）、血栓前体蛋白（thrombus procursor protein，TpP）、可溶性纤维蛋白（soluble fibrin）等。这些标志物可以在心绞痛患者发病后被检测，利用心肌酶学，来判定心绞痛患者水平。p-selectin 在患者胸部疼痛的 1 h 后回明显升高，能够帮助医生了解 AMI 的病理进程。

脂肪酸结合蛋白（fatty acid-bingding protein，FABP）也是一种心脏标志物。因为它在 AMI 发病 1.5 h 内，就可被检测出有升高的趋势，在 5 h 以上，10 h 之内，其数值可以达到最高，24 h 之后下降到最初水平。它在脂肪酸代谢中，作为一种脂肪酸载体蛋白，起着重要的功能。脂肪酸结合蛋白的特点主要有三点：①分子量小；②心肌含量高；③存在于胞质。它在人体的不同器官中，也分为不同的类型，可根据具体情况使用。

这些标志物虽然有一定价值，但临床应用经验不是很丰富，测定时会有一定的误差，特异性较差，只能在排除 AMI 或了解 AMI 过程中有限运用，用途不如肌红蛋白、CK-MB 及 cTn 等广泛有效。

三、心肌肌钙蛋白临床应用进展

（一）心梗诊断中的地位

很多专家对心肌肌钙蛋白诊断 AMI 的敏感程度进行了研究，都认为其与心梗有关。有报道称心梗患者中的诊断敏感程度达 100%。还有研究称心肌肌钙蛋白诊断 AMI 的敏感程度的高低与心梗的发病时间是有一定的关联的，可以说，其敏感程度与 CK-MB 类似。

美国一项研究发现，在 CK-MB mass 决定值为 5.6 μg/L 且 cTnI 决定值为 1.5 μg/L 的情况下，心梗发病的 4 h 之内，CK-MB mass 法的诊断敏感率为 37.5%，cTnI 诊断敏感率为 18.9%，远低于 CK-MB mass 法的诊断敏感率；在心梗发病的 5 ~ 11 h 之间，CK-MB mass 法的诊断敏感率为 83.8%，cTnI 诊断敏感率为 71.5%，仍低于 CK-MB mass 法的诊断敏感率；在心梗发病的 12 h 以后，24 h 之内，CK-MB mass 法的诊断敏感率为 92.7%，cTnI 诊断敏感率为 91.6%，相差不大；在心梗发病的 24 h 之后，72 h 之内，CK-MB mass 法的诊断敏感率为 89.7%，cTnI 诊断敏感率为 97.2%，已经高于 CK-MB mass 法的诊断敏感率。可以说，心梗发病的 47 h 以内，cTnI 对心梗患者检查更为有效。

其他国家也有一些学者对 cTnI 的敏感性进行了研究。结果显示，它的心梗诊断率可达 95%，在心梗发作 12 h 后，敏感率更可达 98% 以上。

心肌肌钙蛋白测量范围更广，测量数值范围更大，能够更好地测量心梗患者的具体情况。如果采用动态监测的方式，心肌肌钙蛋白对于心梗发病时间长的患者来说，检测结果更加准确。因为随着发病时间的延长，通过其他心肌酶学指标已经不能检测出患者当前的情况，而 cTn 仍然保持在一个较高的水平。但在心梗发病早期，cTnI 却并不适合进行心梗诊断。因此，对于心梗，应根据其发病时间，选择合适的检测手段，才能最有效地确定病情。

心肌肌钙蛋白的特异性高于其他的心脏标志物，它几乎全部存在于心脏组织，而其他的标志物，在心脏内部和外部均有分布。因此，它的应用价值比较高，能及时确诊病例。可以说，心肌肌钙蛋白是 AMI 确定诊断的最佳标志物。在围手术期心梗诊断中，由于症状不明显或被麻醉剂所掩盖，心电图也不能表现出患者全部的状态。因此，必须要有一种明显的标志物来监测患者的情况。但传统的标志物，如 CK-MB 经常会因为骨骼肌的损伤而出现假阳性较高的情况，不利于医生的判断。而心肌肌钙蛋白不会受到骨骼肌损伤的影响，能够准确判断病人情况，以及是否有围手术期 AMI 的理想指标。在判断患者有无慢性肾衰竭或者肌肉损伤时，AMI 也能够很好地发挥作用。

cTn 已经形成了替代 CK-MB 的趋势，这表明其在 AMI 诊断中越来越重要，越来越多的人认可了 cTn 的价值，承认了它的灵敏性和特异性。1997 年，美国和欧洲的心脏病学会召开的联合会议形成了一份专门文件❶，并且提出了具体的诊断标准，其中一项重要标准就是典型的肌钙蛋白逐步下降或上升，可以判断是否为急性、进展性或新发生的 MI。然而，由于 cTn 的寿命长，AMI 后血清长时间高浓度，因此再梗死的诊断不太适合使用 cTn。此时，监测 AMI 后早期和快速根除肌红蛋白，以确定是否存在再梗死。在再梗死发生期间，肌红蛋白会再次升高。

心肌肌钙蛋白经过广泛的临床应用，血清酶没有观察到变化，不是传统的 MI 诊断标准，而且不稳定型心绞痛被诊断为冠心病，心肌可能会出现约三分之一的钙蛋白增加。由于肌钙蛋白非常特别，特异性高，人们有理由相信这些患者的心肌坏死是缺血导致的。有心率研究显示，患者肌钙蛋白组织增长但 CK-MB 心肌功能正常的，可能会存在局灶性坏死。如果心肌梗死的概念或临床资料显示，这些预后不良的患者数量很多，那么应该考虑诊断为 AMI。由于使用心肌肌钙蛋白作为诊断标准，可以增加 MI 的敏感性，诊断出更多的患者。这些患者的死亡率低于传统 MI 患者，因此医院 MI 诊断标准的变化应该谨慎，可以综合运用管理政策、健康保险政策、工作保护政策、流行病学和统计学等综合知识，配合解决这类患者的病情。目前，这些患者的病情也被微小心肌损伤（Minor myocardial damage，MMD，or minor myocardial injury）或微梗死（microinfarction）的名称来诊断。总的来说，患者的诊断必须明确及时，治疗与非 ST 段抬高的心梗的预后判断也应明确，并积极予以治疗和早期干预。

（二）心梗范围的估计

有人将心肌标志物用于了解梗死面积的大小，这通常需要连续采集血标本，将测定值的曲线下面积与时间的关系综合分析。但目前认为不应将心肌标志物常规应用于判断梗死面积，因为当同时存在自发性再灌注、药物或手术再灌注现象时，测定这些标志物以判断梗死面积往往是不准确的。

（三）溶栓治疗效果的判断

有研究表明，AMI 溶栓治疗后出现再灌注时，cTnT 往往有双峰变化。第 1 d 由于梗死血管开通，血流进入病变部位，将胞质中游离的 cTnT 冲刷入血液而出现第 1 个峰，在第 4 d 可观察到第 2 个较小的峰，主要来源于结合型的 cTnT。这两个峰值的比率有助于判断是否出现再灌注，如第 1 峰值：第 2 峰值 > 1.0，往

❶ 文件名称为：Myocardial Infarction Redefined-A Consensus Document Of the Joint European Society Of Cardiology/American College Of Cardiology Committee for the Redefinition of Myocardial Infarction.

往提示出现再灌注。NACB 建议，心肌梗死溶栓疗法中估价再灌注情况时，至少应采集两个时间点的血标本进行测定，T0，即治疗开始时；T90，即治疗开始后 90 min 时。从两次测定结果值计算以下参数：①斜率值：（T90 测定值－T0 测定值）/90 min；② T90 测定绝对值 / 分钟；③ T90 测定值 /T0 测定值的比例；④标志物的绝对变化值：即两次测定的差值。这些指标可用于分辨再灌注成功与否。有研究显示，溶栓治疗后达 TIMI 2/3 级血流的患者 cTn T90/T0 为 100 以上，而 TIMI 血流 0/1 级者比值＜ 6，其敏感性约为 82%，特异性可达 100%。但应注意的是，生化标志物的测定并不能区分 TIMI 2 级与 TIMI 3 级的病人。使这些测定在了解再灌注是否成功方面的应用受到一定限制。

（四）其他肌钙蛋白升高的病理情况

（1）不稳定心绞痛：在传统 WHO AMI 治疗准则下，可发现到在 CK-MB 低，仍然确诊为不稳定心绞痛的冠心病患者中大约有 1/3 可以检查出 cTn 上升。最近几年，通过探究大量病人的临床表现、诊治和对疾病的最后预测，得出的结果是这些病人与 cTn 不上升的心绞痛病人有着显著的不同的地方，所以必须着重关注。许多临床探究的最终成果表明，波动的心绞痛病人 cTnT 及 cTnI 的上升和近期、远期的心脏病发生事故频率有着很大的相关性。例如，Galvani M 等进行的一个先进的探究，他在探究中仔细观测了 91 位波动的心绞痛病人，CK 和 CK-MB 都处于正常状态，心电图表现出缺血症状。经过 30 d 的观测，最终发现 cTnI 正常和 cTnI 上升两组病人心脏病事故的发生率分别是 5.8% 和 27.3%（P ＜ 0.02）。多元回归分析显示，cTnI ＞ 3.1ng/mL 为心脏事件发生的独立危险因子。继续随访至 1 年，cTnI 升高组中 68% 未发生心脏事件，而 cTnI 正常组 90% 未发生心脏事件（P ＜ 0.01）。FRISC 试验的分层研究显示，cTnT 升高与 5 个月的预后相关，发病最初 24 h 无 TnT 增高较无 CK-MB 升高更能提示患者的低危性。GUSTO Ⅱ A，TRIM，PRISM，TIMI-Ⅲ B 等大量临床考察也有这样的结果。肌钙蛋白不是评价预测波动心绞痛病人结果危险与否的独一的标准，心脏特异的 cTnT 或 cTnI 浓度上升的预测价值要超过患者的临床表现，住院时的心电图显示结果，CK-MB 测试和出院时运动试验的价值。与此同时，cTnI/cTnT 的检测结果和急性冠脉综合征病人出现死亡的危险性有着一定的联系。例如，当 cTnI 为 0 ~ 0.4ng/mL 时，死亡率为 1%，1.0 ~ 2.0ng/mL 时为 3.4%，＜ 9.0ng/mL 时就成为 7.5%。

此外，一些前瞻性临床试验结果还显示，cTn 升高的高危不稳定心绞痛患者，接受抗凝、抗血小板治疗、早期介入治疗的效果明显好于 cTn 阴性的患者。例如，FRISC 试验证实，TnT 阳性患者接受低分子肝素疗效优于 TnT 阴性组。CAPTURE

试验证实，在 TnT 阳性的难治性不稳定心绞痛患者接受血小板糖蛋白 II b III a 受体拮抗剂 abciximab 治疗获益最多，而 CK–MB 不能预测这种治疗的有效性等。

另外，一部分先进的临床实验的最终结果还证明，cTn 上升的高危险性的波动大的心绞痛病人在进行抗凝、抗血小板诊治、早期介入诊治的成效要优于 cTn 阴性的病人。例如，FRISC 实验显示，TnT 阳性患者进行低分子肝素的治疗效果要比 TnT 阴性组好。

当前认为 cTn 上升的病人会发生心肌微梗死。不论这类患者是否最终被接受为 AMI 患者，至少目前可诊断他们是高危的不稳定心绞痛，从而与 cTn 不高的低危心绞痛患者区别对待。

（2）心肌炎：急性心肌炎时会发生心肌坏死的，同时 cTn 升也会上升。相较于 CK–MB 的检查，血清检查的结果比较高，检测敏感性也很高，可当作确定急性心肌炎的一项标准。一般情况下，在发生急性心肌炎时，cTn 上升维持的时间会很长，不同于心梗时的变化。另外心肌炎病人没有缺血的症状。

（3）心脏手术：和其他手术不一样，做心脏手术就会造成新肌钙蛋白的上升。相关实验探究显示，心脏手术种类不一样，cTnT 上升引起的结果也不一样。没有手术后的 AMI 证据的病人 cTn 的上升结果会相对比较低，通常主要集中在做完手术后的大约 10 h。而如合并手术后 AMI，那么 cTn 的含量会比较多，主要集中在手术后大约 20 h 的时候。所以，当做完心脏手术的病人时，在诊治手术后的 AMI 时要提升诊治决定限度。与此同时，手术后 20 h 的 cTn 程度上升时，在医院住着的病人的死亡率也会相应地上升，反之亦然。

（4）非心脏疾患：在使用第一代 cTnT 进行检查时，发现很多晚期肾脏病肾功能衰竭的时候会有 cTnT 上升的现象，对 cTnT 的心肌特殊性提出疑问。随后，在一系列探究中呈现出，导致 cTnT 上升的缘由是，检查方法的交叉性，就是抗体无法准确地把 cTnT 与 mTnT 分辨出来；cTnT 会在晚期肾脏病患者的骨骼肌中进行再次表示出来；与此同时，此类病人的心肌有小部分的挫伤。在后来发明的第二代和第三代检查方式中能有效地避免交叉性，让 cTnT 不再一直进行重表达，尽管如此，还是有一些肾衰病人有 cTnT 上升的可能，这是因为此类病人有心肌 cTnT 的挫伤。当然也有相关探究显示，相对于 cTnT 比较低的病人，此类病人的远期预后效果不是很好；肾衰病人出现 cTnT 上升的频率很少。

（五）检测方法及其标准化问题

（1）cTnT 的检测方法：cTnT 的检测方法自 1989 年来经历了三个阶段，第一代 ELISA 分析法（cTnTl）检测试剂盒与骨骼肌 TnT 有交叉反应，在患有严重骨骼肌损伤的患者会产生假阳性。在部分晚期肾功能衰竭病人也有检测到 cTnT 的报道。第二代 cTnT 分析法（cTnT2）使用高度心肌特异性的抗体，与 cTnT1 相比，具有相同的诊断敏感性和更高的心肌特异性，基本排除了交叉现象，分析时间缩短，已在临床上取代了 cTnT1。近来第三代 cTnT 分析法（cTnT3）已进入市场，其应用基因重组技术产品，诊断特异性、灵敏度进一步增加，分析时间缩短为 < 20 min，可能避免一般 cTnT 测定在肌肉疾患及肾衰竭等患者中的假阳性问题。另外，也有 cTnT 急速诊治试剂盒等。因为，只有 Roche 一家公司制造检查 cTnT 的商品，所以在使用时不会出现标准化的现象。

（2）cTnI 的检查方式：现在都是使用单克隆抗体检查的酶免仪法。当前有很多生产检查试剂盒的地方。至今还没有出现肾衰病人出现 cTnI 上升的状况，假阳性也很少，心肌特殊性要比 cTnT1、cTnT2 检查法效果好。cTnI 检查当中最主要的疑难是检查系统不一样，他们并不存在什么差别，样品相同，这些系统检测出来的值几乎也相同。比如，正常情况下上限应该有 10 倍的差别，从 0.1 ~ 1.0ng/mL 时，检测出来的最小检查差异会更大，甚至能有 15 倍的差别，这就给临床检查出来的效果造成很多困扰。

当前我们觉得造成 cTnI 不同检测体系出现差别如此之大的缘由有以下几点：①方法不一样，使用的抗 cTnI 抗体也不一样，如单克隆抗体和多克隆抗体。不同的抗体对应的是 cTnI 不一样的抗原决定簇。此外，有一部分系统重点是针对游离 cTnI 进行检验，有的是对 cTnI–TnC 复合物等进行检验，所以导致最终出来的结果也不一样；②校准品不一样；③抗凝剂的挑选和标本的保管对检查效果的作用。运用 ED-TA 能使 cTnI–TnC 复合物分解，让游离型的 cTnI 增多，所以无法换算血浆于血清的检测结果，但肝素对 cTn 测试的作用比较小等；④溶血和纤维蛋白原等其他要素条件也会对 cTnI 检查效果有一定的作用。

因此，现在为了能让 cTnI 得到正确恰当地使用，合理规范检验方式就变得相当重要。例如，Wu 等一些人给出的三个对策：一是将参照资料整理合并到一起；二是将抗体融合到一起；三是检验过程合并起来。现在 AACC 和 IFCC 都觉得能把 TnI–C 二聚体当作共同的参照物当然必须精确的指出 ELISA 方法里运用的卡抗血清所辨别的位点，过程中两种抗血清一定要通过精心挑选等规范化方式。

四、心脏标志物临床使用过程中的注意事项

（一）依照不同临床需要使用恰当的检验方法

当前能够可让临床使用的血清标志物很多，因为临床需要存在不一样的情

况，在 AMI 诊治过程中要认真思考各种标志物的特点和性质，选出检验价 / 效最佳的一种或者几种。比如，在急诊室里早期发现 AMI 病人的时候，能对 CK-MB 异型或肌红蛋白进行检验。在其他国家，由于诊治敏感性比较高，前者更经常使用。而且如果病人无创伤，使用肌红蛋白去诊治也是很重要的。病人病症发作 6 h 过程中，接连两次肌红蛋白都显示阴性时，这对消除 AMI 诊治有一定的价值。这两个检测都能在 25 min 内结束。如果病人病症发作的时间比较长，如在 10 h 以上的，需对 CK-MB 或 TnT/TnI 进行检验。后者的心肌特异性相对于前者比较高时，特别是那些存在合并骨骼肌损伤的状况。但是一般情况下存在骨骼肌损伤的，其 CK-MB 增高并超越总 CK 的 5%，这就可以思考是否存在心肌坏死。通常不用一起使用两种同一种类的标志物，如果已经按照惯例进行了心肌蛋白的检测，就可以不用再进行 CK-MB 质量的检测。

检测时间的合理化：由于各种心脏标志物在 AMI 后释放动力学不同，在症状发生后不同时间点诊断敏感性有较大差异，因此应采取系列检测策略以提高诊断准确性，不能仅凭一次检查结果做出肯定或否定诊断。目前认为，所有在急诊怀疑为急性冠脉综合征，尤其怀疑 AMI 的患者，应即刻抽血检查心脏标志物。如有可能，同时记录患者胸痛发作的时间。如早期（< 6 h）肌钙蛋白测定结果阴性，则应在症状发作后 6 ~ 12 h 再次测定。心电图检查同样十分重要，如患者已有异常 ECG 检查结果，如 ST 段抬高，出现 Q 波或左束支阻滞时按 WHO 标准已可诊断 AMI，则无必要等待检验结果确证诊断后才开始治疗。

一旦 cTn 已测得阳性结果，或对根据其他临床资料已确诊 AMI 的患者，除非需定性判断梗死部位的大小，检查有无再梗死，判断溶栓治疗效果等，否则没有必要再继续频繁抽取样本检查心脏标志物。

对发病 6 h 后的就诊患者，一般不需要检测早期标志物，只需测定确定标志物，如心肌肌钙蛋白，但需明确有无再梗死时除外。

（二）检验标准化

现在关于心脏标志物的检查方式越来越灵活便捷，极小的心肌损伤坏死都有可能被查出来。检查试剂的品种也很多，所以一定要特别关注检查过程是否规范化。如果最终检查结果不正确或者无法对得出的多种结果进行恰当的分析解答，这就一定会使心脏标志物的临床使用造成诸多不良困扰。各个生产检查试剂的厂家一定要在专业团队的引导下使自己的检查系统更加标准化。进行心脏标志物检验的实验室，应该拟定合理的制度，严格规范整个检验过程，让检查结果更加标准和精确。比如，当前普遍认定虽然检查系统不一样，但是身体健康的人群都必须检查心肌肌钙蛋白，确定正确的参照界限。肌钙蛋白在正常情况下的参照值上限可使用单侧第 97.5 百分位点的检测数值。经过检测 ACS 病人（包括 AMI）的肌钙蛋白，可得到规范化的临床使用功能曲线，从而来判断 AMI 临床决定限。当前关于微小梗死是否 AMI 的讨论还没有形成统一的认识，应当考虑为心肌肌钙蛋白确定两个临床决定限：高于低决定限的，证明存在心肌损伤或微梗死，高于较高决定限的，按照 WHO 标准可确定是 AMI。在使用心肌肌钙蛋白治疗非心脏手术后 AMI 的时候，能够使用一样的决定限。现在也有人指出以后"急性冠脉综合征"的含义很有可能会替代包括 AMI，不稳定心绞痛等在内的一系列病理状况，那么此时就可以为心肌肌钙蛋白只确定一个临界值。

心脏标志物的检查剖析一定要达到较高的精密度。在心肌肌钙蛋白检验方式中，决定限的不精密度应不大于 10%。如果超过了 10% 则表示此种方式比较差，检测效果的假阳性和假阴性较高。肌红蛋白检查方式在决定限的不精密度要不高于 5.6%，CK-MB 应该小于 9.2%。

此外，因为 AMI 的诊治分秒必争，作为诊断重要依据的心脏标志物检测应保证做到随到随检，从样本抽取到结果报告的样本周转时间（TAT）应小于 1 h。使用血浆或抗凝全血检测心脏标志物可以缩短 TAT 时间，但是一定要清楚抗凝剂是否可能对测定结果产生影响。如 TAT 时间不能做到小于 1 h，也可考虑训练临床工作者（医生、护士等）使用床旁检验（point-of-care testing，POCT）的仪器。目前，已有定量或定性测定肌红蛋白、CK-MB、cTnT 或 cTnI 的 POCT 仪器，通常采用抗凝全血，TAT < 20 min。此时，同样应注意操作程序的标准化问题，检验人员应负责全程质量保证和质量控制。

近年来，心脏标志物的相关研究取得了很大进展，同时对许多传统观念产生很大冲击，使人们对诸如 AMI 这样沿用多年的概念进行重新审视和思考。到目前为止，还没有出现一种心脏标志物都具有上面述说的 AMI 理想标志物的性质。最早期的标志物，如肌红蛋白的特异性不好，新的标志物心肌肌钙蛋白的特异性优良，它能取代早期标志物成为心肌坏死的准则。AMI 被发掘出来较晚，虽然诊断病情的作用好，但是初期确诊敏锐性还不是很完美等。与此同时，当前在检验和使用心脏标志物的过程中还是存在很多不合规矩的地方，需要学者进一步研究。此类状况在某些方面阻碍了心肌肌钙蛋白这种优良的心脏标志物的临床使用，所以国内、国外的很多学者对此非常关注。1999 年，美国临床生物研究院通过征集 100 多位业内人士的建议后，揭晓了针对冠心病时心脏标志物的使用政策，使心脏标志的临床使用有了统一的标准，使其作用能更好地发挥出来。与此同时，2001 年，我国卫生部临床检验中心也初步拟定了"心脏标志物的应用准则"预案，并在征集多方建议后于不久后正式发布出来。随着人们不断探索更理想的心脏标志物，对心脏标志物的应用逐步合理化、规范化，将会使心脏标志物在心脏疾病，包括心肌梗死诊治中发挥更大作用，使我们对这些疾病的认识更加深入。

第三节　心电图诊断

一、ST 段改变

症状出现后 10 min 内应当作 12 导联心电图。诊断 STEMI 必须要 2 个或多个连续导联上（前壁、后壁、侧壁）观察到 ST 段抬高 1mm 以上。ST 段弓背向上抬高形，持续时间可达 48 h 至数周。对于高度怀疑为 ST 段抬高性心肌梗死但 ECG 无诊断意义的有症状患者，应当每隔 5 ~ 10 min 检查一次心电图或做动态心电图以监测 ST 段抬高的趋势。若为下壁心肌梗死患者，需要获得右侧 ECG 以检测右心室梗死。非缺血性病因可出现类似急性心肌梗死 ST 段抬高的 ECG 表现，这些"假性梗死"可见于急性心包炎、心肌炎、严重高钾血症、室壁瘤、急性 CNS 功能障碍、左心室肥厚、预激综合征、早期复极化症、心尖肥厚性心肌病等。

二、心电图演变

心外膜冠状动脉完全闭塞的 STEMI 患者症状出现后，缺血性心电图的演变可以预测。对称、显著的高耸 T 波（超急性 T 波）是 STEMI 梗死区域最早发生的改变，但通常由于它出现很早（< 15 min）而且在 15 ~ 30 min 内转变为 ST 段抬高，所以不易在患者入院后观察到。若 ECG 显示超急性 T 波，则需要在 15 min 后复查以确认其是否发展为持续性 ST 段抬高。如果透壁性缺血持续时间超过 15 min，高尖 T 波演变为 ST 段弓背向上抬高，通常在数天内消退但也可持续数小时至数周。梗死的范围及预后取决于 ECG 显示 ST 段抬高的导联个数。STEMI 继续进展，ST 段抬高程度降低，T 波开始出现倒置。随着 ST 段逐渐恢复至基线水平，T 波倒置程度加深。T 波倒置可持续数月至数年或者消失。病理性 Q 波常于急性心肌梗死后数小时内出现，此时 ST 段抬高仍然存在，并且 60% ~ 80% 的患者终身存在。

三、左束支传导阻滞

急性 STEMI 患者中 LBBB 的发生率约为 2%。急性心肌梗死的患者合并新发 LBBB 住院期间死亡率升高（20% ~ 25%），而且进行再灌注治疗获益巨大，35 d

时死亡率减少 21%（18.7% vs 23.6%），也就是说每 1 000 名进行再灌注治疗的患者能够挽救 49 例生命。尽管如此，合并新发 LBBB 接受再灌注治疗患者相对持续性 ST 段抬高的患者而言仍然偏少。尽管 LBBB 存在时急性心肌梗死的诊断主要依据病史，但是合并 LBBB 做出诊断时仍有 3 个纳入标准：（1）ST 段抬高 ≥ 1mm 及以上，主波方向与 QRS 波同向；（2）V_1、V_2 或 V_3 导联 ST 段压低 ≥ 1mm；（3）ST 段抬高 ≥ 5mm，主波方向与 QRS 波反向。

四、后壁心肌梗死

冠状动脉左旋支阻塞导致的后壁心肌梗死的典型表现为前间壁胸前导联以 R 波为主波且 ST 段压低 ≤ 2mm。后壁心肌梗死常合并急性下壁或下侧壁心肌梗死，但也可单独出现。正常或非特异性 ECG 改变的患者可做后胸导联，以检测后壁心肌梗死。分别在后腋中线、肩胛角、椎旁线将 V_7 ~ V_9 导联与 V_6 联至于同一水平线。

五、起搏心率

如果植入起搏器的患者疑似急性心肌梗死，可将起搏器重新编程调低起搏频率，以便于明确心脏自身节律。尽管起搏器诱发的复极化异常可持续存在且干扰心肌缺血的判断，但是 ST 段抬高仍然是再灌注治疗的指针。

六、正常 ECG

正常或非特异性 ECG 改变的患者只要有急性心肌梗死症状也应按照 NSTE-ACS 患者予以处理。当在后胸导联检查出后壁心肌梗死之后再实施灌注诊治。

第五章 急性ST段抬高型心肌梗死院前急救

第一节 急性ST段抬高型心肌梗死院前急救的重要性

院前急救是病人在未送至医院时的当场诊治，包括给予迅速的身体检测、诊治，维持基础的生命体征、心肺复苏或电除颤等。其意义在于通过院前的紧急处置，缩短"发病—用药"时间窗，尽可能地保持心脏的正常运作，救治即将死亡的心肌，避免梗死范围的扩张，减小心肌缺血范围，使患者进一步的治疗得到有利条件和时间，从而提高抢救成功率。

一、人员组成及设备要求

作为病人入院前救治的医护者一定要熟练掌握各项急救技能，具备必要的临床急救实践经验，具备良好的身体、心理素质和应急沟通能力；救护车司机必须驾驶技术过硬、方向感明确；每组由医生、护士及司机各1名组成。车载设备包括多功能心电监护仪、除颤仪、供氧装置、便携式呼吸机、气管插管箱、呼吸气囊、吸痰器等；急救箱内备有充分的急救药品、液体及各种医用耗材，各物品要求标示清楚、固定摆放、固定数量、随时补充，做到班班交接、班班检查，保证100%完好使用率。

二、通讯指挥系统

如果在对入院前患有急性心肌梗死病人的救治过程中，仍然使用老式的形式即接警——出诊——现场急救——送往医院，那么这会对人们的生命急救造成一定的威胁。所以，在入院前的救治当中，使用先进的科学手段，使整个救治过程形成信息、智能、自动一体化的局面是很有必要的。针对AMI进行快速有效的院前急救，安全平稳的途中监护以及相关医院的专科特色治疗构成了成功抢救患者、降低死亡率的有效链条。具有现代先进科学技术的院前急救通讯指挥系统。建立不同层次的通讯指挥系统和急救网络，实现统筹规划，资源共享，科学决策，使人民群众在享用现代技术和急救服务方面人人平等已成为各级卫生行政部门和相关专业技术人员共同探讨和努力的方向。

第二节　院前自救护理

如果接听到病人的求助电话时，医院人员必须问清楚主要的病症，嘱咐病人一定要躺在床上休息，并做到头要高于脚的姿势，屋子内要保持静谧的状态，家里如有急救箱，马上在舌下含服硝酸甘油，在医院人员还没有到达的时候，让病人自己救助自己、互相救助可以让病人更好的生存下来，以提高患者的生存率、减少致残率。《2011年美国不稳定型心绞痛和非ST段抬高心肌梗死治疗指南》提出，患有急性冠状动脉综合征（ACS）病症的人应该让救护车送到医院，并不是亲人和朋友。

第三节　院前现场抢救与转运

正确的入院前的治疗、救助和护送过程，可以使病人获得更多的诊治时间，使病人及时正确的病情诊断和服药，最大限度地预测可发生的状况并有效做出应对措施，提升对病人的救治效率。确定正确恰当的入院前的救助过程，依照如下程序：求救—呼救受理—呼救信息加工—调度分诊室—重症监护单元小组准备出车前往现场—到达现场—现场抢救—做好转运准备—途中监护—转入医院—患者交接。

一、早期分诊和转运推荐

流行病学调查发现，急性STEMI死亡患者中，约50%在发病后1 h死于院外，多由于可救治的致病性心律失常（如心室颤动）所致。STEMI发病12 h内、持续性ST段抬高或新发生左束支传导阻滞者，早期药物或机械性再灌注治疗获益明显。而且，应该强调"时间就是心肌，时间就是生命"，尽量缩短发病至入院和再灌注治疗的时间。院前延迟占总时间延迟的主要部分，取决于公众的健康意识和院前急救医疗服务。《2017急性ST段抬高型心肌梗死诊断和治疗指南》推荐的最初诊断策略应该基于以下措施：

1. 大力开展有关 STEMI 早期典型和非典型症状的公众教育，使患者在发生疑似急性缺血性胸痛症状后，尽早向急救中心呼救，避免因自行用药和长时间多次评估症状而导致就诊延误。急救医疗服务系统应根据患者的病史、体检和心电图结果做出初步诊断和分诊。对有适应证的 STEMI 患者，院前溶栓效果优于入院后溶栓。

2. 对发病 3 h 内的患者，溶栓治疗的即刻疗效与直接 PCI 基本相似，有条件时可在救护车上开始溶栓治疗。

3. 对于不能急诊 PCI 的医院，应将适于转运的高危 STEMI 患者，溶栓治疗出血风险高、症状发作 4 h 后就诊的患者，低危但溶栓后症状持续、怀疑溶栓失败的患者，在静脉溶栓后应尽快转运至可行急诊 PCI 的医院，必要时行 PCI 或采取相应的药物治疗。

4. 在转运至导管室之前，可进行抗血小板和抗凝治疗。也可请有资质的医生到有 PCI 硬件设备但不能独立进行 PCI 的医院，进行直接 PCI。急救人员要掌握急救处理方法，包括持续心电图和血压监测、吸氧、建立静脉通道和使用急救药物，必要时给予除颤和心肺复苏。在公众中普及心肌再灌注治疗知识，以减少签署手术同意书时的犹豫和延误（如图 5-1）

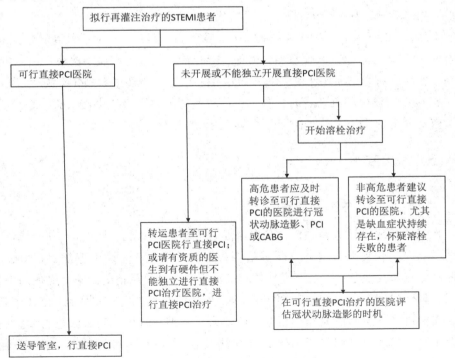

图 5-1 STEMI 患者的分诊和转运推荐

二、早期临床评估和危险分层

1. 临床评估

（1）病史采集应迅速和有针对性，重点是胸痛和相关症状。STEMI引起的胸痛通常位于胸骨后或左胸部，可向左上臂、下颌、颈、背、肩部或左前臂尺侧放射；胸痛持续 > 10 ～ 20 min，呈剧烈的压榨性疼痛或压迫感、烧灼感，常伴有恶心、呕吐、大汗和呼吸困难等；含硝酸甘油不能完全缓解。

（2）应注意非典型疼痛部位、无痛性心肌梗死和其他不典型的表现，特别是女性、老年、糖尿病及高血压患者。既往史包括冠心病史（心绞痛、心肌梗死、CABG 或 PCI），未控制的严重高血压，糖尿病，外科手术或拔牙，出血性疾病（包括消化性溃疡、脑血管意外、大出血、不明原因贫血或黑便），脑血管疾病（缺血性卒中、颅内出血或蛛网膜下系出血），以及应用抗血小板、抗凝和溶栓药物。

2. 危险分层

危险分层是一个连续的过程，需根据临床情况不断更新最初的评估。高龄、女性、Killip 分级 Ⅱ ～ Ⅳ级、既往心肌梗死史、心房颤动、前壁心肌梗死、肺部啰音、血压 < 100mmHg、心率 > 10 次 / 分、糖尿病、肌钙蛋白明显升高等独立危险因素使 STEMI 患者死亡风险增加。另外，溶栓治疗失败（胸痛不缓解、ST 段持续抬高）或伴有右心室梗死和血流动力学异常的下壁 STEMI 患者病死率高。

STEMI 新发生心脏杂音时，提示可能有室间隔穿孔或二尖瓣反流，超声心动图检查有助于确诊，这些患者死亡风险增大，需尽早外科手术。

三、现场救治

（一）及时预估病症情况及诊治

医护人员来到病人身边时，要问清楚过去的病情状况、此次自己进行治疗和吃药的状况。快速检查身体，断定是否存在心脏停止、心律不正常、心力衰竭、心源性休克等其他症状。主要是预估胸痛和心电图的显示情况。掌握疼痛的位置、特征、具体时间，应该特别关注痛性心肌梗死和其他非正常的状况，尤其是老年人、女性患者、患有高血压和糖尿病的病人，仔细检查他们是否脸色苍白、皮肤存在湿冷的情况，情绪是否焦躁不安和颈静脉怒张等。若病人具有：①缺血性胸痛的临床病症历史；②心电图的不稳定变化；③心肌坏死的血清标志物浓度的不稳定变化。就能断定 AMI。进入医院之前的救助过程中，通常按照特征性心电图变化及一般的临床症状先断定 AMI。心电图检测是在急诊科以及入院前救助工作中对病人十分重要的检查。

（二）急诊紧急处理

（1）与患者首次医疗接触（FMC）后立即启动诊断与治疗程序。

（2）在 10min 内尽快完成 12 导联心电图。

（3）对所有拟诊 STEMI 患者启动心电图监测。

（4）对于有进行性心肌缺血体征和症状的患者，即使心电图表现不典型，也应当积极处理。

（5）院前处理 STEMI 患者必须建立在能够迅速和实施再灌注治疗区域网络基础上，尽可能使更多患者接受直接 PCI。

（6）能够实施直接 PCI 的中心必须提供 24h/7d 的服务，尽可能在接到通知后 60min 内开始实施直接 PCI。

（7）所有医院和医疗急救系统必须记录和监测时间延误，努力达到并坚守下列质量标准：首次医疗接触到记录首份心电图时间 ≤ 10min，首次医疗接触到实施再灌注时间：溶栓 ≤ 30min，直接 PCI ≤ 90min（如果症状发作在 120min 之内或直接到能够实施 PCI 的医院，则 ≤ 60min）。溶栓成功后稳定的患者实施血管造影的最佳时间是 3 ～ 24h，无风险情况下应尽早进行。

（三）药物的应用

（1）舌下含化硝酸甘油，如没有禁忌证可给予硝酸甘油静脉滴注 10 ～ 20μg/min，收缩压不高于 90mmHg（1mmHg = 0.133kPa）时应降低滴速或暂且停止滴注。

（2）必要时可用吗啡或哌替啶等止痛药，同时可适量安定静脉推注缓解紧张情绪。

（3）多巴胺的应用。如果患者出现休克，在补液同时可以使用多巴胺 5 ～ 20μg/（kg·min）进行静脉滴注。

（4）抗心律失常药物的应用心电监护出现频发室性早搏，可以给予胺碘酮 3mg/kg 稀释静脉推注，1 ～ 1.5mg/min 静脉滴注，或给予利多卡因 1mg/kg 静脉推注后 1 ～ 4mg/（kg·min）维持静脉滴注。如果心率过慢可以给予阿托品静脉推注。有研究表明，在 AMI 入院前救助过程中，预防性使用胺碘酮能有效避免恶性心律失常发生率的增加，减少除颤的使用，可提高救治成功率，而且没有主要的不良反应。

（四）抗血小板聚集药物的应用

如患者无凝血功能障碍，可给予阿司匹林 150 ~ 300mg 嚼服，硫酸氢氯吡格雷 300mg 嚼服，阿托伐他汀 40mg 嚼服，以稳定冠状动脉内的不稳定斑块，防止梗死面积的进一步加大。

（五）如合并糖尿病

应该注意避免使用糖类药物，并加用胰岛素等药物。

（六）早期再灌注治疗

当前研究结果表明，AMI 再灌注是重要的治疗手段。初期进行静脉溶栓诊治，能够有效提升冠脉状动脉再通率，减小死亡率，使 AMI 诊疗的成效更加明显。越早进行溶栓诊疗，就越容易恢复梗死相关血管的再灌注。韩凤珍等报道指出，进行迅速通道诊疗的 AMI 病人的溶栓要比一般情况下住院治病的病人成效好。王晖对此进行了一系列探究，结果表明，入院前的溶栓诊治可以有效改善 AMI 病人冠脉血管的再通率，减小病人的死亡率，对病人的病情恢复有很大的帮助。同时结果还指出，在急救车上尽早进行溶栓能减小治疗时间，减小死亡率 11%，如果在冠状动脉闭塞 30min 内再通能够防止病人出现 AMI，当然 2h 内再通的最佳。详细的方式：预估溶栓适应证、禁忌证和病人亲属联系，得到他们的允许。静脉滴注 0.9% 氯化钠溶液 100mL 联合尿激酶 150 万 U，30min 内结束，要求总药量 2/3 在前 10 min 内滴注完成，剩下的时间滴入总药量 1/3。滴注结束后要仔细查看溶栓再通数值和引起的症状。《2010 年急性 ST 段抬高型心肌梗死诊断和治疗指南》指出 STEMI 出现后，如果越早开通血管，拯救的心肌就越多。所以，只要确定了病情，及时在救护车上实施溶栓可以有效急救许多病人的生命。

（七）心理护理

AMI 病人胸痛严重，具有即将死亡的感受时。医护人员在实施救助的同时，要对病人和家属进行安抚，尽量减小他们的焦虑与害怕，使其保持乐观并配合治疗。

四、转运前准备

（一）转运条件

AMI 患者的转运条件：①救护车上有除颤急救设备，能及时迅速地进行救治。

②通过上面的紧急治疗后、病症保持稳定后。

（二）转运前的准备工作

转运前备好各种用药及抢救的仪器设备。向其家属交代病情，说明转运途中可能出现的意外情况或患者猝死，在取得患者家属同意与谅解下在危重患者转运单上签字。

（三）转运途中注意事项

在转运途中随时保持担架水平位，扎好安全带，特别是上下楼梯时保证患者的安全，在途中注意保持各管道通畅，防止脱落。并持续进行心电监护，关注患者病情变化，一旦有异常发生，立即进行处理。

AMI 主要是由于供血的冠状动脉供应不足或者停止运作而引起的急危重症，其具有发病急、病情凶险、并发症多且死亡率较高等特点，因而成为临床急诊急救中的难题。在院前急救过程中，通过科学、严谨的院前急救护理，可有效降低 AMI 的猝死率。通过临床急救护理验证，在 AMI 急诊过程中，只要进行细致的院前护理，密切关注患者的病情的变化，并做到迅速而准确地对病情进行评估，同时采取必要的院前急救措施保证患者的生命支持，便可提高 AMI 救治的成功率。

第六章　急性 ST 段抬高型心肌梗死再灌注治疗

第一节　再灌注治疗的理论基础

一、心肌坏死的时间过程

在 STEMI 动物模型中，冠脉急性阻塞后 20 min 开始发生缺血性心肌坏死，呈波峰状自心内膜向心外膜扩展，梗死面积随阻塞时间持续而增加，阻塞后 40 min、3 h 和 6 h 梗死面积分别为 38%、57% 和 71%，6 ~ 8 h 近完全性坏死。而梗死相关动脉开通得越早，挽救的濒死心肌越多，阻塞后 15min 开通可完全不发生心肌梗死（"流产"心肌梗死，"aborted" myocardial infarction），阻塞后 40 min、3 h 和 6 h 开通梗死相关动脉分别挽救濒死心肌 55%、33% 和 16%。这些动物研究结果为 STEMI 患者的临床再灌注治疗奠定了基础；①心肌的血供是自心外膜向心内膜，冠脉阻塞后心肌坏死则从心内膜开始，向心外膜扩展；②心肌坏死的开始时间是在冠脉阻塞后约 20 min，完全心肌坏死约 6 ~ 8 h；③心肌坏死面呈波峰状；④心肌坏死早期存在显著的时间依赖性，再灌注能救治即将死亡心肌，2 h 可被挽救的心肌多是再灌注治疗的黄金时间（golden hour）；⑤暗示了心肌缺血总时间的含义，即冠脉开始阻塞至血管开通的时间，也就是 STEMI 患者症状发作至罪犯血管开通的时间，为 STEMI 患者预后的重要决定因素。

二、再灌注治疗的理论基础

（一）时间就是心肌（时间就是生命）

在梗死相关动脉阻塞的前几个小时内，早期再灌注可减小梗死范围、救助即将死亡的心肌，让心脏功能得到提升，更好地活下来，心肌缺血总时间每延迟30 min，1年病死率增加7.5%。在人类，冠脉阻塞至心肌开始坏死的时间和心肌完全坏死的时间尚未确定，因存在侧支循环、缺血预适应和自发性再灌注，会明显长于动物模型。再灌注治疗时间的任何延迟都意味着丧失心肌、降低生活质量或失去生命。

（二）难以准确确定心肌缺血时间

冠脉阻塞的开始时间，临床上主要是根据胸痛发作的时间来推断，但多数STEMI患者并不能明确说明发病时间，或心肌缺血症状不典型。机制为：①冠脉完全阻塞前的一段时间，可发生不稳定型心绞痛，出现周期性血栓形成与血栓自溶使罪犯血管交替性阻塞与开通；②有心绞痛病史的患者可产生缺血预适应，保护心肌细胞免于缺血。循证医学表明，直接PCI较溶栓治疗具有更好的临床结果，如降低病死率、心肌缺血复发率及严重并发症（如颅内出血）发生率，直接PCI已经成为STEMI患者再灌注治疗的优选策略。但在不可进行PCI的医院，溶栓治疗一直是STEMI患者再灌注治疗的标准策略。

第二节　再灌注治疗的适应证与禁忌证

一、溶栓治疗的适应证和禁忌证

溶栓治疗是通过溶解冠脉内的新鲜血栓使罪犯动脉再通，从而部分或完全恢复心肌灌注，获益大小主要取决于治疗开始的时间和达到的心肌梗死溶栓（TIMI）血流。溶栓治疗的优点为简单易行、使用便捷、价格便宜、治疗效果显著、减小死亡率和保护左心室功能等。溶栓治疗的适应证推荐类别（表6-1）和禁忌证（表6-2）如下。

表6-1　溶栓治疗的适应证推荐

适应证	推荐类别/证据等级
发病 < 12 h，预计首次医疗接触（FMC）至器械时间 > 120 min，无溶栓禁忌证	I /A

（续　表）

适应证	推荐类别/证据等级
发病 12 ~ 24 h 仍有进行性缺血性胸痛和至少 2 个胸导联或肢体导联 ST 段抬高 > 0.1 mV，或血流动力学不稳定，无直接 PCI 条件	Ⅱa/C
有条件时可院前开始溶栓治疗	Ⅱa/A
计划进行 PCT 前不推荐溶栓治疗	Ⅲ/A
发病 > 12 h，症状已缓解或消失不应给予溶栓治疗	Ⅲ/C

表6-2　STEMII溶栓治疗的禁忌证

绝对禁忌证
既往任何时间的脑出血史或不明原因的卒中 脑血管结构异常 颅内恶性肿瘤（原发或转移） 6 个月内缺血性卒中（不包括 4.5 h 内急性缺血性卒中）或短暂性脑缺血发作（TIA）史 可疑或确诊主动脉夹层 活动性出血或者出血素质（不包括月经来潮） 3 个月内的严重头部闭合性创伤或面部创伤 2 个月内颅内或脊柱内外科手术 严重未控制的高血压，对紧急治疗无反应（收缩压 > 180 mmHg 或舒张压 > 110 mmHg） 24 h 内不能压迫止血部位的大血管穿刺（如肝穿刺、腰椎穿刺）

相对禁忌证
年龄≥ 75 岁 慢性、严重、未良好控制的高血压（收缩压≥ 180 mmHg 或舒张压≥ 110 mmHg），需控制收缩压 < 160 mmHg 后开始溶栓治疗 心肺复苏胸外按压 > 10 min 或有创心肺复苏操作（肋骨骨折、心包积血） 痴呆或已知其他颅内病变 3 周内创伤或进行过大手术 4 周内发生过内脏出血、2 周内不能压迫止血部位的大血管穿刺 感染性心内膜炎；妊娠；活动性消化性溃疡 正在应用华法林[国际标准化比值（INR）水平越高，出血风险越大]或新型口服抗凝剂 终末期肿瘤或严重肝肾疾病 2 年内应用链微游或既往有此类药物过敏史者，不能重复使用链激酶

二、溶栓治疗的优势与缺陷

（一）溶栓治疗的主要优势

（1）可在任何地点（农村或社区医院）进行。

（2）时间不会推迟，在指南显示的 FMC 至溶栓时间（door to needle，DTN）低于 30 min 内易给药；进入医院前进行溶栓的效果最好。

（3）较 24 h 心导管室绿色通道开放的人力和物力资源需求少。

2.溶栓治疗的主要缺陷

（1）再通不完全：静脉溶栓治疗的再通率仅为 53% ~ 84%，由于其只能解决新鲜血栓的问题，无法有效解决再通后由于斑块导致的残余狭窄。

（2）再通不充分：仅 28% ~ 63% 患者溶栓后冠脉血流可达 TIMI 3 级。而 TIMI 2 级血流者虽然达再通标准，但病死率下降幅度明显降低，再梗死发生率高。

（3）再通不持久：成功溶栓再灌注后心肌缺血复发率（25%）、冠脉再阻塞率（10%）和再梗死率（5%）高。

（4）出血并发症多：出血并发症发生率为 1% ~ 2%，出血性脑卒中的发生率大约为 1%，但为溶栓治疗的灾难性并发症，病死率 > 50%；高达 30% ~ 40% 的 STEMI 患者因具有出血风险为溶栓的绝对或相对禁忌证（表 6-2）。

（5）最佳窗口窄：发病 2 h 内（尤其是 1 h 内）为溶栓诊治的最佳时期，3h 后进行溶栓治疗效果显著降低，时间依赖性极强。

三、PCI 的适应证和禁忌证

PCI 是采用经皮穿刺心导管技术疏通狭窄甚至闭塞 [血栓和（或）动脉粥样硬化斑块] 的冠脉管腔使血管再通，从而完全恢复心肌血流灌注。与溶栓治疗最佳治疗窗口窄不同，在病情发作 12 h 内的各个时间点，PCI 一般都能实现冠脉血管初期、迅速、完全开通，绝对是 STEMI 诊治的最佳指标。PCI 的适应证（表 6-3）和禁忌证（表 6-4）如下：

表6-3　PCI的适应证

适应证	推荐类别 / 证据等级
直接 PCI	
发病 < 12 h 的 STEMI 患者，包含伴有新出现左束支传导阻滞患者	I /A

（续　表）

适应证	推荐类别 / 证据等级
伴心源性休克或严重的急性心力衰竭的患者，不用考虑时间延误	Ⅰ /B
发病 < 12 h 溶栓禁忌患者，无需考虑时间延误	Ⅰ /B
心搏骤停复苏后心电图显示 STEMI 患者，立即进行冠状动脉造影和必要时进行 PCI	Ⅰ /B
发病 12 ~ 24 h 内具有临床和（或）心电图进行性心肌缺血的证据	Ⅱ a/B
发病 > 12 h，无心肌缺血，血流动力学和电稳定	Ⅲ /C
发病后 3 ~ 28 d，血管完全闭塞，无可逆心肌缺血	Ⅲ /B
转运 PCI	
预计 FMC 至器械时间 < 120 min 时，应将患者转运至可进行急诊 PCI 的医院	Ⅰ /B
预计 FMC 至器械时间延迟 > 120 min，则应于溶栓治疗后，将患者转运至可进行急诊 PCI 的医院	Ⅱ a/B
合并心源性休克或严重心力衰竭的患者应立即转运至可行急诊 PCI 的医院，无须考虑时间延误	
溶栓后 PCI	
溶栓失败者尽早实施挽救性 PCI	Ⅱ a/B
溶栓成功者于 3 ~ 24 h 进行冠脉造影和必要时进行 PCI（溶栓后 3 h 内不宜进行）	Ⅱ a/B

表6-4　PCI的禁忌证

绝对禁忌证
精神正常，有行为和责任能力的患者拒绝该项治疗及拒绝签署知情同意书
相对禁忌证
对确或造影剂过敏（应给干糖皮质激素或抗组胺药物预防治疗）
严重器官和（或）系统功能不全不能耐受手术
不能耐受（活动性出血或严重出血倾向等）或不能依从指南推荐持续时间的双联抗血小板药物治疗

四、PCI 治疗的优势与缺陷

（一）直接 PCI 的主要优点

（1）能够持续完善 90% 以上 STEMI 病人的冠脉血流，85% 以上还原到 TIMI 3 级。

（2）PCI 成功后，梗死相关动脉再阻塞的发生率 < 2%，心肌缺血复发、再梗死和死亡率显著降低。

（3）脑卒中的发生率为 1% 左右，颅内出血的发生率为 0.2% 左右，致死性消化道出血较静脉溶栓者少见。

（4）高危亚组病人得到的益处最多，如心源性休克、心力衰竭、大范围心肌梗死、年龄大的病人、曾经患有心肌梗死或血运重建史 [PCI 或冠脉旁路移植术（coronary artery bypass surgery，CABG）] 等患者。

即使不进行 PCI，冠脉造影亦有以下优势：

（1）认识适合冠脉旁路移植术的冠脉病变（严重左主干或 3 支血管病变）。

（2）了解必须进行急诊外科手术的机械连带病症。

（3）需要血流动力学支持 [主动脉内球囊反搏术（intraaortic balloon pump，IABP）或左心室辅助装置] 的心源性休克。

（二）直接 PCI 的主要缺陷

（1）心导管室需要必备的仪器和设备。

（2）保持 24 h 心导管室绿色通道开放需要更多人力。

（3）需要富有经验的介入团队。

（4）存在 PCI 相关时间延迟。

第三节　再灌注治疗策略的选择

STEMI 为临床非常严重的病症，必须迅速进行临床评价，根据症状和心电图变化在 30 min 内判定是否进行再灌注治疗，不应因等待其他检查结果而延误。即使患者症状已缓解或无症状，若 ST 段仍明显抬高且在再灌注治疗时间窗内，仍为再灌注治疗的适应证。

一、再灌注治疗的目标时间

1. FMC 至溶栓治疗开始时间（door to needle. DTN）< 30 min。

2. 可进行急诊 PCI 的医院 FMC 至器械时间 [door to balloon（or device），DTB] < 90 min。不可进行急诊 PCI 的医院，FMC 至器械时间（FMC-to-Device，FMCTD）< 120 min。

3. PCI 相关时间延迟（PC-related time delay，DTD）是 FMC 至器械时间减去 FMC 至溶栓治疗开始时间的理论值（< 30 min），即 DTB-DTN，< 60 min。

4. 到达医院至转出时间（door in to doorout，DIDO）< 30min。

二、再灌注治疗策略的选择

在选择再灌注治疗策略时，应综合考虑以下重要因素，尽最大努力缩短心肌缺血总时间（图 6-1，表 6-5）；①发病至 FMC 时间；②再灌注治疗的目标时间；③溶栓禁忌证；④高危患者。

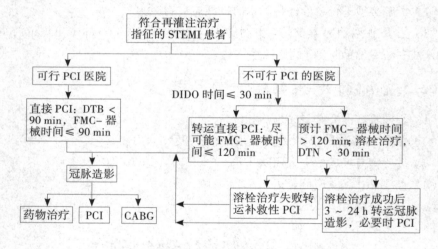

图 6-1 STEMI 患者再灌注治疗流程

表6-5 再灌注治疗决策的选择

发病 < 3 h：
预计 PCI 相关时间延迟 < 60 min，溶栓治疗与直接 PCI 疗效相当，均可选择

以下情况一般优选溶栓治疗：
发病 < 3 h，预计 PCI 相关时间延迟 > 60 min
无心导管室或导管不可用
血管入路困难
预计 FMC 至器械时间 > 120 min（不可行 PCI 医院）
PCI 相关时间延迟 > 60 min
FMC 至器械时间 > 90 min（可行 PCI 医院）
以下情况优选直接 PCI：
具备有经验的术者和团队，PCI 相关时间延误 < 60 min
FMC 至器械时间 < 90 min（可行 PCI 医院）
高危患者
有溶栓治疗禁忌证成出血风险高
发病 > 3 h
诊断有疑问，需要与以下疾病进行鉴别诊断：心包炎、心肌炎、室壁瘤或应激性心肌病等

（一）症状发作至 FMC 时间及再灌注目标时间（图 6-2）

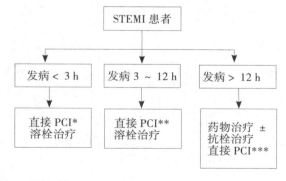

* 进门 - 器械时间 < 90 min 优选
** 高危患者、溶栓治疗禁忌和 PCI 相关时间延迟 < 60 min 优选
*** 有临床指征时

图 6-2　STEMI 患者按发病时间处理流程

（1）发病后早期（＜3 h）患者：①迅速进行直接PCI或溶栓治疗均可极好地挽救濒死心肌，显著降低病死率。时间依赖性极强，若延迟再灌注治疗显著影响存活、梗死面积和左心室功能。②有溶栓治疗禁忌证、高危患者、PCI相关时间延迟≤60 min或预计FMC至器械时间＜120 min，优选直接PCI，其可早期、快速、完全地开通罪犯血管，出血风险较溶栓治疗低。③对FMC至器械时间＞90 min（可行PCI医院）或＞120 min（不可行PCI医院）、预计PCI时间延迟＞60 min患者宜选择溶栓治疗。

（2）发病3～12 h患者：①从再灌注治疗中的获益明显小于发病3 h内患者，时间依赖性不太强。②因3 h后阻塞冠脉的血栓相对稳定，其对溶栓剂不敏感，溶栓治疗开通阻塞罪犯血管的效果明显变差。③应优选直接PCI，预计FMC至器械时间＞120 min则宜选择溶栓治疗。

（3）发病12～24 h患者：约占所有STEMI患者的10%～30%。①从再灌注治疗的获益更小，但存在缺血预适应、侧支循环及冬眠或顿抑患者，发病后24 h仍会有一定量的心肌存活。②因出血风险超过可能获益，溶栓治疗不是适应证。③对于仍有缺血性胸痛、血流动力学或电学不稳定，尤其是未产生新的Q波患者，优选直接PCI。

（二）溶栓治疗禁忌证

有溶栓禁忌证的STEMI患者，应选择直接PCI或转运PCI（不可行PCI医院）。因条件所限的确不能行PCI患者，存在绝对禁忌证应保守治疗，存在相对禁忌证的患者，必须个体化评估溶栓治疗的风险/获益比，与患者及家属等充分沟通，知情同意后慎重溶栓治疗。

（三）高危患者

应优选PCI，必要时可同时进行循环支持。包括：①前壁心肌梗死；②大面积心肌梗死（下壁合并在心室心肌梗死，或下壁合并正后壁心肌梗死，或下壁合并正后壁，有心室心肌梗死）；③心源性休克；④心力衰竭；⑤恶性心律失常；⑥年龄＞75岁；⑦既往CABG或PCI史；⑧梗死后心绞痛。

第四节　缩短心肌缺血总时间的策略

心肌缺血总时间（发病至FMC时间＋FMC至再灌注治疗时间）和早期、快速、完全地开通梗死相关动脉，是改善STEMI患者存活的关键。

一、缩短发病至 FMC 时间

发病至 FMC 时间延迟的原因主要为：

（一）患者因素

（1）对急性心肌梗死的症状认识不足。
（2）呼叫"120""999"或自己到医院延迟。
（3）再灌注治疗的了解程度。
（4）经济因素等。

（二）家属因素

（1）对再灌注治疗必要性的了解欠缺。
（2）未正确认识风险。
（3）经济因素等。

应该通过健康教育和媒体宣传，使公众了解急性心肌梗死的早期症状，STEMI 患者发病后最初几个小时的风险更高（"early hazard" of STEMI）。至少 1/3 的 STEMI 患者表现为非胸痛症状或无症状，很多病人由于没有显著的胸痛反应就推迟治疗。指导病人出现类似心肌梗死状况后迅速进行求救（emergency medical service，EMS）（"120"或"999"）、及时就诊，避免因自行用药或长时间多次评估症状而延误治疗。缩短发病至 FMC 时间、在医疗保护下到达医院可明显改善 STEMI 患者的预后。

二、缩短 FMC 至再灌注治疗时间

建立区域协同救治网络和规范化胸痛中心，是缩短 FMC 至再灌注治疗时间的有效手段，发病至再灌注治疗时间越短，病死率降低幅度越大。在可行 PCI 医院，FMC 至再灌注治疗时间包括 5 个时间段：①发病至 EMS 到达时间；② EMS 到达至转运到可行 PCI 医院时间；③进门至完成首份心电图记录时间；④明确诊断至呼叫心导管室时间；⑤再灌注治疗相关延迟。自不可行 PCI 医院转至可行 PCI 医院增加 3 个时间段：① EMS 到达至转运到不可行 PCI 医院时间；②到达不可行 PCI 医院至转出时间（DIDO）；③自不可行 PCI 医院转至可行 PCI 医院时间。这些时间延迟为医疗系统延迟，实施规范化流程和临床路径可使各段时间最优化缩短。

（一）急救中心转运流程

（1）目的：缩短急救服务延迟。

（2）流程

①缩短发病至急救服务团队到达时间：根据症状，就近派出符合 STEMI 急救要求的救护车。

②缩短急救服务团队到达至明确诊断时间：a. 救护车尽快到达，10 min 内完成首份心电图记录。b. 指导患者自救。c. 评估生命体征，实施现场急救。d. 吸氧、心电监护、开放静脉和药物等对症急救处理，维持生命体征稳定。e. 无禁忌证 STEMI 患者，即刻口服水溶性阿司匹林或嚼服肠溶阿司匹林 300 mg，如可能，年龄 ≤ 75 岁患者加服氯吡格雷 300 mg，年龄 > 75 岁患者 75 mg。

③缩短急救服务团队到达至转运到目标医院时间：a. 在患者知情同意下，快速，准确地将患者转送至目标医院，优先将发病 < 12 h 的 STEMI 患者转至最近的、可行直接 PCI 的医院（尤其是 FMC 后 90 min 内可实施直接 PCI 的医院）。b. 利用车载信息系统、微信、彩信等多种形式传输心电图等院前信息至目标医院。c. 呼叫医院专用电话，联系进行确认，转运患者至急诊科。如果可以的话，可以避开急诊科、冠心病监护病房（coronary care unit，CCU）或普通心脏病房到心导管室进行治疗。④移交病人及相关材料，然后签名。

（二）不可行 PCI 医院急诊科处理过程

（1）目的：避免推迟 FMC 到溶栓诊治时间。

（2）流程。

①缩短 FMC 至决定再灌注时间：a. 完成与 EMS 交接。妥善记录保管救护车送诊患者的院前急救资料。b. 10 min 内完成首份心电图记录。尽快采血进行心肌损伤标志物及其他再灌注治疗前检查，30 min 内确认 STEMI 诊断，不必等待除心电图外的其他检查结果，即可启动心内科会诊，根据溶栓治疗和直接 PCI 的适应证与禁忌证以及再灌注治疗选择策略，迅速决定个体化再灌注治疗方案。c. 核查患者发病后抗血小板药物和抗凝剂等用药情况，避免用药不足或过量。无禁忌证患者均应补充给予负荷量阿司匹林 300 mg，溶栓治疗患者补充给予氯吡格雷（年龄 ≤ 75 岁患者加服负荷量氯吡格雷 300 mg，年龄 > 75 岁患者 75 mg），PCI 患者给予负荷量替格瑞洛 180 mg 或补充给予负荷量氯吡格雷 600 mg。d. 吸氧，心电监护，开放静脉和药物等对症急救处理，维持生命体征稳定。e. 选择溶栓治疗患者，签署知情同意书，完善溶栓治疗前期准备，实施溶栓治疗。

② a. 决定转运 PCI 患者立刻进行转运，特别是病情发作在 3 d 的病人，自不可行 PCI 医院至转出（DIDO）时间 < 30 min。b. 进行溶栓后 PCI 病人尽快实施转运。c. 按照交通状况、所处位置、PCI 资质医院分级列表，还要考虑病人的主观愿望，挑选最近距离的 PCI 医院。d. 避免推迟 FMC 到溶栓诊治时间，直接打目标医院 STEMI 救助电话证实。e. 使用车载信息系统，通过微信、彩信等各种形式将心电图和所需材料发送到目标医院。f. 联络院前 EMS 或救助资源配备齐全的医院救护车进行转运。h. 按照目标医院预备状况及病人的病症将患者送到急诊、胸痛中心或心导管室、重症监护病房。i. 在运送路上保证病人生命健康，对突发状况及时处理。g. 做好病人及材料的移交，然后签名。

（三）可行 PCI 医院急诊科处理过程

（1）目的：①缩短 FMC 至器械（DTB）时间延迟。②缩短 PCI 相关时间延迟。

（2）流程。

①缩短 FMC 至决定再灌注时间：同不可行 PCI 医院急诊科处理流程，强调院前心电图的重要性。

②缩短 FMC 至器械（DTB）时间和 PCI 相关时间延迟：①在知情同意书上签字，一键实施心导管室，根据转运方案将病人送到心导管室行急诊 PCI。②防止在与家属交流和知情同意书签名、住院手续办理时贻误手术的最佳时机，手术及住院手续可以同时进行。

③缩短 PCI 相关时间：①确保绿色通道顺畅，心导管室处于备用状态。②完善规章制度和流程，建立人员替代机制。

④溶栓治疗：若心导管室不可用或血管入路困难，宜选择溶栓治疗或转运至其他可行 PCI 医院，过程和不可行 PCI 医院一致。

⑤保守治疗患者：送至 CCU。

第五节　静脉溶栓治疗

开始溶栓治疗的年代，认为冠脉内溶栓治疗优于静脉溶栓治疗，但目前仅考虑静脉溶栓治疗作为再灌注治疗的药物治疗手段，主要原因是：①冠脉内给药较静脉给药时间明显延迟。②在做心导管治疗时，直接 PCI 是最佳治疗选择。

静脉溶栓治疗快捷、简便，与安慰剂相比，溶栓治疗显著降低急性 STEMI 患者的病死率。循证医学表明溶栓治疗可使 STEMI 患者的死亡风险降低

15% ~ 30%，所有在时间窗内不能由有经验的术者进行直接 PCI 的患者均应考虑溶栓治疗。对有适应证的 STEMI 患者，静脉溶栓治疗仍是较好的选择。院前溶栓优于院内溶栓。对发病 3 h 内的患者，溶栓治疗的即刻疗效与直接 PCI 基本相似；有条件时宜在救护车上开始溶栓治疗。决定溶栓治疗时，应综合分析预期风险 / 效益比、发病至 FMC 时间，首诊时临床及血流动力学特征、并发症、出血风险、禁忌证和预计 PCI 相关时间延迟。对非 ST 段抬高型心肌梗死（NSTEMI）和不稳定型心绞痛患者溶栓治疗无益，倾向于有害。

一、溶栓治疗的原则

（一）时间窗

STEMI 患者实施再灌注治疗不应等待心脏标志物等检查结果，应在做出 STEMI 诊断后 30 min 内开始溶栓治疗，其有效性随着冠脉阻塞至溶栓治疗时间的延长而降低。

（1）"黄金时间"：溶栓治疗患者获益的单一最重要预测因素为心肌缺血总时间。STEMI 患者溶栓治疗的最佳时间是发病 2 ~ 3 h，理想为"黄金 2 h"。在发病 < 3 h 患者，溶栓治疗与 PCI 效果相似。发病 1 h 内和 2 h 内溶栓治疗病死率降低幅度分别为 48% 和 44%。在此时间窗内进行溶栓治疗 25% 的患者可以不发生心肌梗死，避免发生心肌坏死，因此指南推荐的溶栓治疗最佳时间窗为发病 < 3 h。

（2）获益时间依赖性极强：随着发病持续时间延长，溶栓治疗的益处进行性降低。3 h 后病死率降低幅度仅 20%，发病 2h 后溶栓治疗每延迟 1 h，1 000 例患者约少挽救 1.6 个生命。在发病 13 ~ 18 h，溶栓治疗的益处较小，溶栓治疗试验（FTT）协作组的 meta 分析发现，溶栓治疗的病死率绝对益处为：发病 6 h 内 3%，7 ~ 12 h 内 2%，13 ~ 18 h 内 1%；若发病 12 h 后胸痛持续或间断发作，溶栓治疗可能有益。随着患者到达医院至溶栓治疗开始时间（DTN）延长，治疗的益处降低，指南推荐的 FMC 至溶栓治疗开始时间 < 30 min；由急救中心医务人员进行院前溶栓治疗可缩短发病至溶栓治疗开始的时间。

（二）性别和年龄

同等有效，溶栓治疗显著降低老年患者较高的病死率，但颅内出血的风险增加。

（三）其他影响溶栓效果的因素

左束支传导阻滞、大面积心肌梗死（前壁心肌梗死、下壁心肌梗死合并右心室梗死，或下壁合并正后壁心肌梗死）患者溶栓获益较大。单纯下壁 STEMI 患者溶栓治疗的绝对获益较小；心源性休克患者因严重低血压，冠脉不能获得适当灌注，溶栓剂不能有效地浸入血栓，溶栓治疗效果不佳，且再阻塞率高。对出血风险增加的患者，应认真评估风险 – 获益比。

二、溶栓治疗益处证据

STEMI 患者溶栓治疗的益处已明确确立。溶栓治疗 1 000 例：发病 1 h 内可挽救 39 个生命，发病 2 ~ 3 h 内可挽救 30 个生命，发病 12 h 内可挽救 20 个生命，发病 > 12 h 则无明显病死率的降低；溶栓治疗每延迟 60 min，可减少挽救 1.6 个生命。在年龄 > 75 岁发病 12 h 内的 STEMI 患者，溶栓治疗亦显著降低病死率。

三、院前溶栓治疗

院前溶栓策略主要是基于 STEMI 患者发病后 60 ~ 90 min 内实施溶栓诊治明显减小死亡率及发生心源性休克的风险。对于诊断明确、发病时间短（< 3 h）、预计 FMC 至器械时间 > 120 min 的 STEMI 患者，实施住院前溶栓诊治是合理的。EMS 进行溶栓治疗还面临很多困难：①急救车上配备内科医师。②先进的医疗急救系统，有发送心电图的设备条件以及能够看懂心电图的医护人员。③能进行远程治疗指导的医生。

四、溶栓治疗的过程

（一）绘制溶栓医治筛选表

根据适应证（见表 6-1）和禁忌证（见表 6-2）绘制溶栓医治筛选表。

（二）填写溶栓医治筛选表

首先问清楚病人的生病历史和身体检测的情况，填写溶栓医治筛选表（见表 6-6），明确病人是否具有溶栓指征。根据时间延误，确定适宜患者是否即刻进行溶栓治疗。力争做到 FMC 至溶栓治疗开始时间（door to needle，DTN）< 30 min。

表6-6　STEMI患者溶栓治疗检查表

第一步：是否有溶栓治疗适应证（具备以下一项可以考虑溶栓治疗）		
（1）发病12 h以内，预期FMC至PCI时间延迟大于120 min，无溶栓禁忌证	是	否
（2）发病12～24 h，仍有进行性缺血性胸痛和至少2个胸前导联或肢体导联ST段抬高＞0.1mV，是或血流动力学不稳定，无直接PCI条件	是	否
第二步：是否有溶栓治疗绝对禁忌证（有任何一项则禁忌溶栓）		
（1）既往任何时间的脑出血史或不明原因的卒中	是	否
（2）脑血管结构异常（如动静脉畸形）	是	否
（3）颅内恶性肿瘤（原发或转移）	是	否
（4）6个月内缺血性卒中（不包括4.5 h内急性缺血性卒中）或短暂性脑缺血发作史	是	否
（5）可疑或确诊主动脉夹层	是	否
（6）活动性出血或出血素质（不包括月经来潮）	是	否
（7）3个月内严重头部闭合伤或面部创伤	是	否
（8）2个月内颅内或脊柱内外科手术	是	否
（9）严重未控制的高血压[收缩压＞180 mmHg和（或）舒张压＞110 mmHg]，对紧急治疗无反应	是	否
（10）24 h内不能压迫止血部位的大血管穿刺（如肝穿刺、腰椎穿刺）	是	否
相对禁忌证包括：（有任何一项慎重溶栓）		
（1）年龄≥75岁	是	否
（2）慢性、严重、未良好控制的高血压（收缩压≥180 mmHg或舒张压≥110 mmHg），需控制收缩压＜160 mmHg后开始溶栓治疗	是	否
（3）心肺复苏胸外按区＞10 min或有创心肺复苏操作（肋骨骨折,心包积血）	是	否
（4）痴呆或已知其他颅内病变	是	否
（5）3周内创伤或进行过大手术	是	否
（6）4周内发生过内脏出血、2周内不能压迫止血部位的大血管穿刺	是	否
（7）感染性心内膜炎；妊娠，活动性消化性溃疡	是	否
（8）正在应用华法林[国际标准化比值（INR）水平越高，出血风险越大]或新型口服抗凝剂	是	否

（9）终末期肿瘤或严重肝肾疾病	是	否
（10）2年内应用链激酶或既往有此类药物过敏史者，不能重复使用链激酶	是	否
第三步：及早转运（有以下一项，考虑转至可行PCI的医院）		
合并急性心力衰竭	是	否
合并心源性休克	是	否
有溶栓治疗禁忌证	是	否
既往心肌梗死史	是	否
既往PCI或CABG史	是	否

核对患者发病后抗血小板药物用药情况，避免用药过量及重复。①阿司匹林：无禁忌证，STEMI患者口服水溶性阿司匹林或嚼服肠溶阿司匹林300 mg。② P2Y12受体抑制剂：年龄 < 75岁，氯吡格雷300 mg负荷量；年龄 > 75岁，则用氯吡格雷75 mg。目前不推荐使用普拉格雷或替格瑞洛。

（三）签署知情同意书

在实施溶栓治疗前，主管医师应向患者（或近亲属，或被委托人）进行知情同意告知，包括溶栓治疗目的、获益、风险、可供选择的其他方法（PCI或单纯药物治疗）、可能发生的并发症及预防措施和不进行此项治疗的危险等。在不延误治疗时机的前提下，尽可能让患者（或近亲属，或被委托人）充分理解并做出选择，充分尊重患者及近亲属或被委托人的意愿，签署知情同意书。

（四）溶栓前检查项目

根据症状、心电图改变、溶栓禁忌证和转运时间，判定是否进行溶栓治疗，不应因等待其他检查结果而延误。

（1）应检查的项目：①心电图。②血清心肌损伤标志物和肌酸激酶、血常规、尿常规＋酮体和大便常规＋潜血（尽可能）。③肝肾功能、电解质、血糖、凝血功能。院前溶栓治疗应留取血液样本。

（2）根据患者具体情况选择检查项目：①血气分析、B型脑钠肽或N末端脑钠肽前体、D-二聚体、C-反应蛋白或高敏C-反应蛋白。②胸片、超声心动图。

（五）溶栓治疗的技术要点

1. 核查是否已经签署知情同意书及给予指南推荐剂量的双联抗血小板药物。

2. 心电、血压监测及备好除颤器。

3. 溶栓剂的选择。

优先选择特异性纤溶酶原激活剂：它无抗原性，是现在经常使用的溶栓剂。但是它半衰期不长，必须连续进行静脉输注，可避免梗死相关动脉再阻塞，一定要结合使用肝素（24～48 h）。其他特异性纤溶酶原激活剂有瑞替普酶（reteplase，rPA）和替奈普酶（tenecteplase，TNK-tPA），它们为自身 tPA 的基因突变型，半衰期明显长于 tPA，可一次（TNK-tPA）或两次（rPA）快速静脉注射。此类溶栓剂的费用较高。非特异性纤溶酶原激活剂包括尿激酶（urokinase）和尿激酶原（prouroki-nase），可直接将循环血液中的纤溶酶原转变为有活性的纤溶酶，对全身纤溶活性影响较大，无抗原性和过敏反应，费用明显低。

4. 剂量和用法

（1）阿替普酶（r-PA）

A. 全量 90 min 加速给药法：100 mg 溶于 100 mL 专用溶剂，首先静脉推注 15 mg，随后 0.75 mg/kg 在 30 min 内持续静脉滴注（最大剂量不超过 50 mg），继之 0.5 mg/kg 于 60 min 持续静脉滴注（最大剂量不超过 35 mg），总剂量不超过 100 mg。

B. 半量给药法：对低体重、有高危出血风险的老年患者，50 mg 溶于 50 mL 专用溶剂，首先静脉推注 8 mg，之后 42 mg 于 90 min 内静脉滴注完毕。

（2）替奈普酶：30～50 mg 溶于 10 mL 生理盐水中，静脉推注。若体重 < 60 kg，剂量为 30 mg，体重每增加 10 kg 剂量增加 5 mg，最大剂量为 50 mg。

（3）尿激酶原：一次用量 50 mg，先将 20 mg 溶于 10 mL 生理盐水，3 min 内静脉推注。其余 30 mg 溶于 90 mL 生理盐水中，30 min 内静脉滴注。

（4）尿激酶：150 万 U 溶于 100 mL 生理盐水，30 min 内静脉滴注。

5. 抗凝剂

溶栓治疗必须在有效的抗凝或抗栓基础上进行，应至少给予 48 h 抗凝治疗，最多 8 d 或至血运重建。使用肝素期间应检测血小板计数，及时发现肝素诱导的血小板减少症（HIT）。

（1）根据年龄、体重、肌酐清除率给予依诺肝素（0.1 mL = 1 000 U = 10 mg）：如果年龄 < 75 岁，则静脉推注 30 mg，继以每 12 h 皮下注射 1 mg/kg（前 2 次剂量最大 100 mg）；如果年龄 > 75 岁，则无首剂静脉推注，仅需每 12 h 皮下注射 0.75 mg/kg（前 2 次剂量最大 75 mg）；如肌酐清除率 < 30 mL/min，则不论年龄，每 24h 皮下注射 1 mg/kg。

（2）静脉推往普通肝素 4 000 U，继以 12 U/（kg·h）滴注，保持活化部分凝血活酶时间（APTT）是正常的 1.5 ~ 2.0 倍。必须密切监测 APTT，APTT > 正常 2 倍可增加死亡、出血和再梗死并发症发生率。在冠脉造影证实溶栓成功后，静脉应用普通肝素至出院不能预防再阻塞，因此，在溶栓治疗后 24 ~ 48 h 即可停止普通肝素静脉输注。

6. 疗效评估

溶栓开始后 60 ~ 180 min 应定时评估临床症状，监测心电图 ST 段变化及心律失常，24 h 内每隔 2 h 留取血样本测定心肌损伤标志物。判断血管再通有间接判定指标和冠脉造影判断标准，后者是评估冠脉血流灌注的"金标准"。

（1）间接判定指标：符合下述任意 2 项（①+③除外）支持溶栓成功。①进行溶栓后 60 ~ 90 min，上升的 ST 段至少降低 50%。②心脏肌钙蛋白（cTn）最高值出现在发病 12 h 内，CKMB 酶峰提早到 14 h 内；当溶栓处于 2 h 内时，胸痛状况会显著减轻，但是病症不一样的病人则不好作出诊断。④进行溶栓后 2 ~ 3 h 内，发生再灌注心律失常。心电图变化和心脏标志物的最高值提前最为关键。给予患者吗啡，或因心肌缺血或坏死使心肌去神经均可使胸痛缓解；梗死后的自然演变或梗死后 12 h 内血流呈现开放—再阻塞—再开放—再阻塞的动态变化特征，亦可使抬高的 ST 段回落到梗死前水平。事实上，胸痛程度减轻、抬高的 ST 段回落、再灌注心律失常及心脏生化标志物峰值趋势只是提示梗死相关动脉再通，但不具有诊断性。

（2）冠脉造影判断标准：

A.TIMI 血流分级：①0 级：无血流灌注，阻塞血管远端无血流。②1 级：部分造影剂通过，冠脉病变的远端不能完全充盈。③2 级：冠脉病变的远端可以完全充盈，但显影慢，造影剂消除慢。④3 级：冠脉远端完全而且迅速充盈与消除，与正常冠脉相同。

B.判断标准：TIMI 2 或 3 级血流表示血管再通，TIMI 3 级为完全性血管再通，TIMI 0/1 级表示梗死相关动脉持续阻塞，溶栓失败。

7. 溶栓后处理

溶栓后 PCI 的时限是影响预后的关键问题，如间隔过短，溶栓后高纤溶活性导致出血风险升高，此外溶栓后血小板活化和聚集增加，增加支架血栓的风险；反之，溶栓至 PCI 间隔过长，则有可能增加再梗死和再发缺血风险。因此，溶栓治疗失败患者应及早行挽救性 PCI，溶栓治疗成功后宜在 8 ~ 24 h 内进行冠脉造影，必要时PCI；溶栓后PCI的最佳时机仍有待进一步研究。无冠脉造影和（或）PCI条件的医院，在溶栓治疗后应尽早将患者转运到可行PCI的医院。

8.出血并发症的预测与处理

溶栓治疗的严重并发症就是出血，出血性脑卒中最关键，它在某种情况下不利于溶栓治疗。

（1）颅内出血（intracranial hemorrhage，ICH）：是溶栓治疗的最坏的并发症，出现率大约0.9%～1%，存在多种危险因素的高危（见表6-7）患者发生率＞4%，多发生于溶栓治疗后的前2 d，即使早期发现并进行强化治疗。约2/3患者死亡或发生永久性神经损伤。早期脑卒中大多是脑出血，晚期脑卒中更常是脑血栓形成或脑栓塞。

表6-7 溶栓治疗颅内出血风险模型

危险因素	
年龄≥75岁	
黑人	
先前脑卒中或短暂性脑缺血发作＜TIA）史	
收缩压≥160 mmHg	
低体重，女性≤65 kg，男性＜80 kg	
国际标准化比率（INR）＞4或凝血酶原时间（PT）＞24	
使用阿替普酶（与其他溶栓剂相比）	
风险计分	颅内出血率（%）
0或1	0.69
2	1.02
3	1.63
4	2.49
≥5	4.11

血小板糖蛋白（GP）Ⅱb/Ⅲa受体拮抗剂与溶栓联合不降低病死率，尤其对75岁以上的患者，因为出血风险明显增加，溶栓剂不宜与GPⅡb/Ⅲa拮抗剂联用。

A.ICH 的预测：易于发生颅内出血的危险因素包括：高龄、女性、低体重、脑血管疾病史及入院时血压升高。按每一独立预测因素 1 分制作模型，0 ~ 1 分发生 ICH 的风险为 0.69%，25 分发生 ICH 的风险为 4.11%。

B. 处理：对于突发神经功能恶化的患者应疑诊发生颅内出血的可能，如溶栓治疗后患者意识水平下降，新出现头痛、恶心和呕吐或血压突然升高，尤其是溶栓后 24 h 内。处理与其他原因引起的颅内出血患者类似：①停止溶栓、抗血小板和抗凝治疗。②立即进行影像学检查（头颅 CT 或磁共振）。③测定红细胞比容、血红蛋白、凝血酶原、APTT、D- 二聚体，并检测血型及交叉配血。④启动多学科 [神经科和（或）神经外科和血液科等] 医师会诊。⑤降低颅内压。⑥ 4 h 内使用过普通肝素的患者，可给予鱼精蛋白中和（1 mg 鱼精蛋白中和 100 U 普通肝素）；出血时间异常可酌情输入 6 ~ 8 U 的血小板；对于溶栓剂引起的出血，可给予冷凝蛋白质（eryoprecipiate）10 U 和新鲜冷冻血浆以纠正低纤维蛋白，补充 V 因子和Ⅷ因子。⑦机械通气或外科清除血肿治疗。

（2）脑以外部位出血：最常见的出血部位是血管穿刺部位，完成血管穿刺后应局部压迫 30 min，其他出血部位包括胃肠道、泌尿生殖道，极少可发生在腹膜后。严重脑以外部位出血（需要输血或致命性出血并发症）的发生率为 4% ~ 13%。老年、低体重和女性是脑以外部位出血的独立预测因素。轻微出血可对症处理，对不可控制的致命性出血患者，处理可参考颅内出血部分。

（3）过敏反应：主要见于链激酶和乙酰化纤溶酶原 – 链激酶激活剂复合物（APSAC），其均源于 C 组链球菌，可引起低血压、面部潮红、寒战、发热、血管炎、间质性肾炎和致命性过敏。我国不用这两种溶栓剂，对于外国患者或曾在外国长期居住过的我国公民，应注意询问。尿激酶、尿激酶原、阿替普酶和替奈普酶无过敏反应，曾使用链激酶或 APSAC 的患者应用是安全的。

五、再次溶栓治疗

如果有证据显示梗死相关动脉持续阻塞或开通后再阻塞，如回落的 ST 段再次抬高等，提示患者发生再梗死，应立即转运至可行 PCI 的医院。如不能迅速（症状发作后 60 min 内）进行挽救性 PCI，梗死面积大、出血风险低的患者可考虑使用非免疫性溶栓剂进行二次溶栓治疗。

第六节　经皮冠状动脉介入治疗

STEMI 患者进行直接 PCI 优于溶栓治疗。理由：①约 25% 的患者，尤其是老年 STEMI 患者因存在溶栓治疗绝对禁忌证不适宜溶栓治疗，而直接 PCI 禁忌者极为少见。②直接 PCI 可获得梗死相关动脉完全、持久再通，85% 以上患者可获得 TIMI 3 级血流率，而溶栓治疗最好的结果也仅为 63%。③颅内出血是灾难性并发症，病死率＞50%，溶栓治疗后颅内出血的发生率是直接 PCI 的 10 倍。

一、PCI 的循证依据

（一）直接 PCI

直接 PCI（primary PCI，PPCI）是指进行 PCI 前或 PCI 时不给予溶栓剂治疗，前提是必须由具备经验的术者和团队进行，并在 FMC 至器械时间＜90 min 内完成。其获益主要归于：① TIMI 3 级血流率高，挽救更多濒死心肌。②罪犯血管残余狭窄更少。③斑块愈合更好。① PCI 术后冠脉血流涡流更少，使再梗死和罪犯动脉再阻塞率明显降低。早期临床试验表明直接 PCI 获益是由于在＜90 min 的 FMC 至器械时间内快速获得再灌注。GUSTOIB 亚组分析表明，FMC 到 PCI 的时间与 30d 病死率间具有直接相关性：＜60 min 1.0%，61 ~ 75 min 3.7%，76 ~ 90 min 4.0%，90 min 6.4%，而未进行 PCI 亚组的病死率高达 14.1%。NRMI 2 表明 FMC 至器械时间＞2 h，病死率比值比高达 40% ~ 60%。总之，不管是直接 PCI 还是溶栓，心肌缺血总时间是死亡的重要决定因素。

（二）转运 PCI

转运 PCI（transfer for PCI）是直接 PCI 的一种，从不可行急诊 PCI 的医院送到可行 PCI 的医院进行直接 PCI。PRAGUE-2 说明 STEMI 发病＜3 h 患者行转运 PCI 与直接溶栓死亡率没有什么不同（7.4% vs. 7.3%），但发病 3 ~ 12 h 患者，与直接溶栓诊治相比，转运 PCI 患者 30d 因病死亡的要少于直接溶栓诊治的病人（6.0% vs 15.3%）。FMC 至器械时间决定了转运 PCI 的益处，FMC 至器械时间不高于 120 min 对大部分病人有利，特别是危险性高、无法进行溶栓诊治和病情发作 3 ~ 12 h 的病人。

（三）溶栓后 PCI

（1）挽救性 PCI：STEMI 患者溶栓治疗的失败率约 40%，间接临床判断指标评估溶栓治疗再灌注成功并不准确，对溶栓治疗后仍然阻塞梗死相关动脉进行 PCI 称为挽救性 PCI（rescue PCT）。溶栓治疗失败患者宜在给予溶栓剂 60 ~ 120 min 内进行挽救性 PCI，尤其是大面积心肌梗死、心力衰竭和持续严重室性心律失常患者。目前尚无可靠判断溶栓治疗成功的间接临床标准。循证依据表明挽救性 PCI 可降低全因病死率、心力衰竭和再梗死的发生率，代价是增加出血性脑卒中和出血并发症的风险（1.3% vs. 11.6%）。

（2）溶栓成功后常规冠脉造影及必要时 PCI：CARESS-AMI 和 TRANSFERAMI 试验表明，溶栓治疗成功后 3 h 进行常规冠脉造影，必要时 PCI，可显著降低 30d 病死率、再梗死、心肌缺血复发、新的或恶化心力衰竭或心源性休克，而严重出血并无明显增加。鉴于溶栓后早期易于出血和晚期易于再阻塞，指南推荐溶栓成功后 PCI 的时间窗在溶栓成功后 3 ~ 24 h。

（四）易化 PCI

易化 PCI（facilitated PCT）是有计划地在 PCI 前给予溶栓剂或 GP Ⅱ b/ Ⅲ a 受体拮抗剂，开始给药后数小时内对所有患者均立即进行冠脉造影，必要时 PCI。对于非计划性的溶栓后立即 PCI 相当于易化 PCI。

易化 PCI 的理论基础：在进行 PCI 前有计划地给予全量、降低剂量溶栓剂或 GP Ⅱ b/ Ⅲ a 受体拮抗剂，更早地恢复微循环灌注，较单纯进行直接 PCI 可更多地挽救濒死心肌，尤其是预计 PCI 延迟时。此外，有计划地在 PCI 前给予溶栓剂或静脉抗血小板药物降低血栓负荷，在 PCI 前改善再灌注，也易于进行 PCI。易化性 PCI 作为一种理论在计划 PCI 前改变梗死动脉再通的策略，期望既改善单纯溶栓治疗的效果，也改善单纯直接 PCI 的效果，即两者的优势相加。但多项临床试验并未显示益处：使用溶栓剂的易化 PCI 明显增加病死率，及非致命性再梗死、紧急靶病变血运重建和脑卒中发生率，严重出血亦有增加趋势，对 STEMI 患者应避免进行易化 PCI。PCI 前计划性给予溶栓剂无益反而有害的原因为：①溶栓治疗并不能立即发挥效应，达到最大比例的梗死相关动脉开通需要 > 60 min，而及早进行 PCI 则是在溶栓所致的高出血风险下进行的，PCI 前溶栓恢复 TIMI 3 级血流率仅增加 25%。②增加穿刺部位和颅内出血，斑块内和心肌壁内出血致梗死扩展或心肌破裂；增加血小板激活，使复发性心肌缺血和再梗死增加。此外，使用 GP Ⅱ b/ Ⅲ a 受体拮抗剂的易化 PCI 并不改善临床结果，STEMI 患者不宜选择该策略。

二、PCI 的流程

（一）设计 PCI 治疗筛查表

根据适应证（见表 6-3）和禁忌证（见表 6-4）设计 PCI 治疗筛查表。

（二）填写 PCI 治疗筛查表

通过询问病史及体格检查的信息，填写 PCI 治疗筛查表（见表 6-8），确认患者是否具备 PCI 指征，力争 FMC 至 PCI 时间（DTB）< 90 min，PCI 相关时间延迟（DTD）时间 < 60 min。

表6-8　STEMI患者PCI治疗检查表

第一步，是否有 PCI 治疗适应证？（4 项）（具备以下一项可考虑 PCI 治疗）		
①发病 < 12 h 的 STEMI 患者，包含伴有新出现左束支传导阻滞的患者	是	否
②合并心源性休克或急性心力衰竭，即便发病时间 > 12 h	是	否
③发病 12 ~ 24 h 内具有临床和（或）心电图缺血证据	是	否
④心肺复苏后心电图提示 ST 段抬高型心肌梗死，立即行冠脉造影，必要时行 PCT	是	否
第二步：是否有 PCI 治疗绝对禁忌证？（有则为禁忌 PCI）		
精神正常、有行为和责任能力的患者拒绝该项治疗及拒绝签署知情同意书	是	否
是否有 PCI 治疗相对禁忌证？（3 项）（有以下一项慎重 PCI）		
对碘或造影剂过敏（应给予糖皮质激素或抗组胺药物预防治疗）	是	否
严重器官和（或）系统功能不全不能耐受手术	是	否
不能耐受（活动性出血或严重出血倾向等）或不能依据指南推荐持续时间的双联抗血小板药物治疗	是	否

核对患者发病后抗血小板药物用药情况，避免用药过量及重复。阿司匹林：无禁忌证，STEMI 患者口服水溶性阿司匹林或嚼服肠溶阿司匹林 300 mg；P2Y12 受体抑制剂：替格瑞洛负荷量 180 mg，氯吡格雷负荷量 600 mg。

（三）知情同意书

在实施 PCI 前，主管医师应向患者（或近亲属，或被委托人）进行知情同意告知，包括手术目的、获益、风险、可供选择的其他方法（溶栓治疗或单纯药物治疗等）、可能发生的并发症及预防措施、术后注意事项、支架等高值耗材的选择及费用等。在不延误治疗时机的前提下，尽可能让患者（或近亲属，或被委托人）充分理解并作出选择，充分尊重患者及近亲属或被委托人的意愿，签署知情同意书。

（四）术前检查项目

根据症状和心电图改变判定是否进行急诊 PCI，不应因等待其他检查结果而延误。

1. 应检查的项目

（1）心电图。

（2）血清心肌损伤标志物和肌酸激酶、血常规、尿常规＋酮体和大便常规＋潜血（尽可能）。

（3）肝肾功能、电解质、血糖、凝血功能。

（4）感染性疾病筛查（乙型肝炎、丙型肝炎、艾滋病、梅毒等）。

2. 根据患者具体情况选择的检查项目

（1）血气分析、B 型脑钠肽或 N 末端脑钠肽前体、D- 二聚体、C- 反应蛋白或高敏 C- 反应蛋白。

（2）胸片、超声心动图。

（五）PCI 治疗的技术要点

1. 核实患者身份

核查是否已经签署知情同意书及给予指南推荐剂量的双联抗血小板药物。

2. 核查急救或应急药品和设备

氧气、气管插管、人工呼吸气囊、吸痰器、除颤器、临时心脏起搏器、主动脉内球囊反搏仪等处于功能备用状态。

3. 心电、血压监测

4. 一般治疗和药物治疗

根据患者需要可给予吸氧、硝酸甘油、镇痛剂（如吗啡）或镇静剂。STEMI 患者病情危重，变化急骤，因此术者应与助手、台上台下人员密切配合，根据病情变化予以相应的处理。

5. 血管入路

有桡动脉穿刺经验的术者一般优选桡动脉，重症患者宜选股动脉。局部麻醉，慎重穿刺，尽量做到"一针见血"，避免发生局部出血及血肿，尤其是溶栓后 PCI 患者，根据术前应用抗凝剂情况 PCI 前给予或补足抗凝剂（肝素、低分子肝素或比伐卢定）。对血流动力学不稳定、收缩压 < 90 mmHg，对开压药物反应不佳或反复发生严重室性心律失常（室性心动过速、心室扑动或颤动等）的患者，应先穿刺股动脉植入主动脉内反搏导管，并开始反搏治疗；对于缓慢性心律失常（严重窦性心动过缓、二度以上房室传导阻滞等）的患者应先植入临时起搏电极至右心室，根据情况进行起搏治疗或备用。

6. 冠脉造影

根据心电图判断可能的罪犯血管。冠脉造影首先从非梗死相关动脉侧冠脉开始，梗死相关动脉侧冠脉可采用指引导管造影，以便及早行 PCI 术。若采用可双侧造影导管（如 TIG），以缩短 PCI 相关时间延迟为原则，先左冠脉或右冠脉造影均可，通过对冠脉投照 2 ~ 3 个体位多可明确冠脉病变。

7. 支架置入

指南建议跟通常情况下一样放进去支架。STEMI 病人 PCI 用于梗死相关动脉完全堵塞（TIMI 0/1 级）或者冠脉已疏通，但严重残余狭窄 TIMI 血流 2 级的病理变化。对有残余狭窄 TIMI 血流 3 级的病理变化，通常情况下不建议在急性期进行 PCI 术。在这个时候病理变化波动大，一些地方存在血栓，容易再次阻塞、慢血流（slow flow）或无复流（no reflow）等引发症状，甚至导致死亡。对完全堵塞的病理变化一开始通常选择柔软的指引导丝或带有亲水涂层的较柔软的导丝，在堵塞部位进行尝试。新鲜血栓较柔软，通常可以穿过，如果无法通过，估计是在特别窄小基础上的小的血栓阻塞，此时就使用中等强度或标准指引导丝。为防止血栓或斑块碎屑掉落引起远端无复流等引发症状，对于 STEMI 病人进行 PCI 一般都不采用球囊预扩张，而是直接放入支架。

8. 支架选择

HORIZONS AMI 研究表明，与金属裸支架相比，STEMI 患者（3 006 例）置入药物洗脱支架 1 年的再次血运重建（TVR）率（4.5% vs. 7.5%）和再狭窄率（10.0% vs. 22.9%）明显降低，主要心脏不良事件（MACE）发生率（8.1% vs. 8.8.0%）和支架内血栓发生率（3.1% vs. 3.4%）无明显差异。指南建议在 STEMI 患者直接 PCI 时首选药物洗脱支架，对于不能长期（1 年）使用双联抗血小板药物患者或计划 PCI 术后行非心脏外科手术患者，宜选择裸金属支架。

9. 血栓抽吸

血栓脱落引起冠脉远端栓塞和微血管床阻塞（microvascular obstruction，MVO）是急诊 PCI 无复流发生的主要原因之一。根据 TAPAS 研究结果，指南均给予 Ⅱ a 类推荐，但描述并不一致。ESC 指南建议常规进行血栓抽吸，AHA 则认为直接 PCI 时进行血栓抽吸是合理的，CSC 建议在冠脉内血栓负荷较大时应用导管血栓抽吸。2015 年，AHA 对 STEMI 患者直接 PCI 指南进行了更新，对血栓抽吸的推荐类别进行了下调：①直接 PCI 时，进行选择性或应急血栓抽吸尚未明确（Ⅱ b/C-LD）。②直接 PCI 前，不宜进行常规血栓抽吸（Ⅲ /A）。3 项新的随机试验（INFUSE-AMI、TASTE 和 TOTAL）和包括这 3 项试验的 meta 分析表明血栓抽吸并不降低病死率和心脏主要不良事件（再梗死、支架内血栓形成，靶病变再次血运重建，心源性休克或 NYHA Ⅳ级等）的发生率，脑卒中发生率则有增加趋势。TASTE 和 TOTAL 试验亚组分析并未发现对血栓负荷较大患者、TIMI 0/1 级或前壁心肌梗死患者进行血栓抽吸具有益处。

临床实际工作中，不宜常规进行血栓抽吸，对冠脉内血栓负荷较大的 STEMI 患者或 PCI 术中发生较大血栓负荷时，可以考虑血栓抽吸。68% 的 STEMI 患者罪犯病变的狭窄程度 < 50%，进行血栓抽吸后然后放入支架可减少花销，又能防止反复球囊扩张导致血栓和斑块碎屑掉落引起的微血管功能障碍，发生慢血流或无复流。因为血栓抽吸导管廓径较大（如 Diver 导管廓径 4.7F），在罪犯病变较近的地方特别窄小时，抽吸导管很难穿过，可以使用小球囊低压力预扩张后再使用抽吸导管进行抽吸，利用直径较大的球囊或较高压力预扩张会导致多处血栓掉落，栓塞远端血管床，引发慢血流或无复流。对于"罪犯病变"是在慢性高度窄小情况下引发的堵塞，血栓负荷不多，则不用先进行血栓抽吸，而且血栓抽吸导管穿过这类病变也比较困难。

运用血栓抽吸导管时的注意事项如下：①血栓抽吸导管廓径较大，当采用 2 条指引导丝时不方便通过。②抽吸导管顶端靠近堵塞地方的时候会负压抽吸。③不但在堵塞地方，在较远的地方也要进行抽吸。④实施血栓抽吸要耐心十足，仔细抽吸多次，应该在抽吸多次后缓慢助推造影剂查看抽吸的情况。⑤在抽吸中如发生不再回血或回血变慢时，这就表示或许存在比较大的血栓堵塞抽吸导管，此时应拿出抽吸导管，用肝素盐水清洗后再次进行血栓抽吸。⑥拿出抽吸导管时要维持负压状态，防止抽吸导管内血栓掉落到血管里形成堵塞，导致其他血管栓塞。⑦拿出抽吸导管后需要抽出指引导管内的血液，有可能会抽出小气泡或血栓，防止气体或血栓栓塞。⑧完成抽吸后应该向冠脉内注射硝酸甘油。

10. 无复流的防治

STEMI 患者"无复流"现象的特征是，成功开通心外膜梗死相关动脉后无适当的心肌灌注。根据所使用的技术，约 10% 的 STEMI 进行再灌注治疗的患者可表现出无复流现象。无复流发生的可能机制包括：①远端血栓或斑块碎屑微血管栓塞。②再灌注损伤。③微血管结构破坏。④内皮功能异常。⑤炎症。⑥心肌水肿。无复流可引起长时间的心肌缺血，严重心律失常和明显的血流动力学恶化，使临床并发症明显增加，逆转无复流即使是不明显改变心室局部收缩功能，也可显著改善心室重塑。

无复流的预防方法有多种，如血栓抽吸导管、注射血管扩张剂等。对于较为严重的无复流患者，使用主动脉内球囊反搏是一种比较好的方法，这种方法可以稳定人体的血流动力。

11. 非梗死相关动脉的处理

指南一致建议除心源性休克或梗死相关动脉 PCI 后仍有持续性心肌缺血外，应仅对梗死相关动脉行 PCI，非梗死相关动脉的病变可在患者恢复后（一般 1 周后）行 PCI 治疗多支血管病变。2015 年，AHA 对 STEMI 患者直接 PCI 指南进行了更新，建议在选择的多支血管病变血流动力学稳定患者，在急诊直接 PCI 或计划分期行 PCI 治疗多支血管病变。4 项新的随机试验（PRAMI、CvLPRIT、DANAMI 3 PRIMULT 和 PRAGUE-13）表明在选择的多支血管病变血流动力学稳定患者，直接 PCI 或计划分期 PCI 均是有益的和安全的，可降低心脏性死亡、非致命性再梗死、顽固性心绞痛、心力衰竭、再次血运重建或脑卒中发生率。决定非梗死相关动脉 PCI 的时机应综合考虑临床治疗、病变的严重程度或复杂性和造影剂肾病风险。

12. GP Ⅱ b Ⅲ a 拮抗剂

对血栓负荷较大或不适宜 P2Y12 受体拮抗剂预处理患者宜使用 GP Ⅱ b Ⅲ a 拮抗剂，但需与肝素联用，转运 PCI 高危患者 PCI 前可使用 GP Ⅱ b Ⅲ a 拮抗剂。不主张对 STEMI 患者 PCI 前常规使用 GP Ⅱ b Ⅲ a 拮抗剂。

三、术后观察及检查

1. 观察患者症状、体征，穿刺部位检查，必要时进行心电和血压监测。

2. 术后 24 h 内应检查心电图和心肌损伤标志物。根据病情需要检查血常规、尿常规、大便潜血、肝肾功能、电解质、血糖、凝血功能、超声心动图、胸片、血气分析等。

3. 及时发现和处理并发症。根据病情需要复查以上项目或进行相应辅助检查。

四、术后用药

1.PCI 术后应给予双联抗血小板药物治疗 [阿司匹林和一种 P2Y12 受体拮抗剂（替格瑞洛或氯吡格雷）]，持续时间至少 12 个月。术后早期充分权衡缺血与出血风险，必要时应用 GP Ⅱ b/ Ⅲ a 受体拮抗剂。

2. 必要时可应用抗凝剂（肝素、低分子肝素、比伐卢定或磺达肝癸钠等）。

3. 对既往有消化道出血病史或消化道出血高危患者（高龄，同时应用华法林、类固醇、非甾体抗炎药和幽门螺杆菌感染等），进行双联抗血小板治疗时，可联合使用质子泵抑制剂。

4. 必须在监测国际标准化比值的控制范围内使用华法林和抗血小板，根据病情需要调整抗凝和（或）抗血小板药物。

5. 其他指南导向药物：他汀类、β 受体阻滞剂、血管紧张素转化酶抑制剂或血管紧张素受体拮抗剂等。

第七节　冠状动脉旁路移植术

STEMI 患者急性期冠脉旁路移植术的作用有限，适应证包括：① PCI 失败：②冠脉病变不适合 PCI ；⑨合并需要外科手术的 STEMI 并发症（如机械并发症：心室破裂、急性二尖瓣反流或室间隔穿孔）。

适当的围术期抗血小板处理对于优化冠脉旁路移植术的结果至关重要，在决定手术时机时，应平衡手术出血风险和停用抗血小板药物再发心肌缺血风险。急诊体外循环冠脉旁路移植术前氯吡格雷或替格瑞洛至少停用 24 h，对于使用氯吡格雷或替格瑞洛患者 24 h 内可考虑行不停跳急诊冠脉旁路移植术。尤其是迅速血运重建的益处超过出血风险患者，若冠脉旁路移植术可以推迟，术前应停用氯吡格雷或替格瑞洛 5 d，停用普拉格雷 7 d，高危患者术前可用 GP Ⅱ b Ⅲ a 拮抗剂替罗非班替代 P2Y12 受体拮抗剂，术前 2 ~ 4 h 停用。

若 STEMI 患者罪犯病变需要置入支架但预测近期需要行冠脉旁路移植术，建议置入裸支架，而不选用药物洗脱支架，避免急性围术期支架血栓形成。对于有冠脉旁路移植术适应证患者，如多支血管病变，建议选择 PCI 治疗梗死相关病变，以后患者更稳定时进行冠脉旁路移植术（即杂交手术）。

第七章　急性 ST 段抬高型心肌梗死其他治疗

第一节　抗血小板治疗

常用的抗血小板药物主要有以下几类：血栓素 A_2 阻断药：阿司匹林；ADP 受体拮抗药：氯吡格雷和噻氯匹定（抵克力得）；替格瑞洛；血小板糖蛋白 Ⅱ b/ Ⅲ a 受体拮抗药：替罗非班和阿昔单抗等。

一、阿司匹林

（一）药理作用

阿司匹林是由不可逆抑制前列腺素 Ⅱ 合成酶 1、2 中的环氧化酶（COX），包括 COX-1 和 COX-2 活性，但主要是 COX-1，减少血栓素 A2 的生成，药物的作用是抗栓。人体的血小板没有细胞核，无法吸收蛋白合成，通过利用阿司匹林使血小板失去聚集力。每天，人体的骨髓会产生 10% 左右的血小板，当患者使用阿司匹林后，人体的血小板再生能力暂时失去，大概需要五六天时间，人体血小板再生能力逐渐恢复。

阿司匹林还有阻止人体血管内皮产生前列环素（PGI2）的作用，PGI2 的功能是帮助人体舒张血管，然后促进人体血小板聚集。PGI2 与 COX-1 有所不同，几个小时的时间血管内皮便能够恢复对 PGI2 的生成。

（二）适应证

（1）慢性稳定型冠心病。人体的冠状动脉粥样硬化会导致产生慢性稳定型冠心病，冠脉内膜下斑块慢慢增大，涌入人的血管管腔，堵塞管腔，使血管变窄，甚至堵塞。长久的血管堵塞会使人体血液不能流通，引发心肌组织缺血，慢性稳定型冠心病也会发生。

治疗慢性稳定型冠心病首先要聚集血小板，可以使用阿司匹林完成此功能。另外，氯吡格雷也可以聚集血小板。在此注意，只要慢性稳定型冠心病患者没有特殊的药物禁忌是可以使用阿司匹林的，但要依照 ACC/AHA 2007 年稳定型心绞痛治疗指南服用阿司匹林，用量控制在 75 ~ 162 mg/d。如果患者不能服用阿司匹林，那么可以改换成氯吡格雷。

（2）非 ST 段抬高急性冠脉综合征（ACS）血栓，特别是血小板聚集的血栓形成在非 ST 段抬高型 ACS 中起至关重要的作用，必须选择具有抗血小板聚集作用的抗栓药品。经过临床实验证明，如果这类患者没有药物禁忌可以选用肠溶阿司匹林。在医生的建议下，患者开始服用 160 ~ 325 mg/d，根据病情的缓和效果，减少用药剂量，如 75 ~ 325 mg/d 剂量。一般情况下，患者服用的剂量过了 325 mg/d 就会出现肠胃不良反应，容易引发大出血，有生命安全隐患。

（3）STEMI。根据患者的血小板激活在 STEMI 血栓形成中的作用，对无禁忌证的患者，均建议使用阿司匹林进行抗血小板治疗。

对于所有证实或怀疑为非 ST 段抬高型 ACS 的患者，若无禁忌，应常规给予肠溶阿司匹林治疗。临床试验已经证实，开始剂量 160 ~ 325mg/d，并按 75 ~ 325mg/d 剂量终生维持口服阿司匹林，可使非 ST 段抬高 ACS 患者的 ST 段抬高心肌梗死（STEMI）和死亡的发生率明显减少，超过 325mg/d 不能进一步改善治疗效果，反而可增加胃肠道不良反应（如出血等）的发生率。

（4）心房纤颤。非瓣膜病心房纤颤的患者可以服用阿司匹林，降低血栓堵塞。2006 年，某心房颤动指南专家委员提出了方案，建议根据患者的临床合并危险因素，对患者的心房颤动分层。这样做是为了准确地选择不同的抗凝药物，为患者提供更准确的治疗方案与用药。

如果患者无危险因素的心房颤动可以服用 81 ~ 325 mg/d 的阿司匹林。如果患者患有中度危险因素的心房颤动，服用 81 ~ 325 mg/d 的阿司匹林，还可以服用华法林（INR 2.0 ~ 3.0，靶目标 2.5）。如果患者患有高危因素的心房颤动，要服用 2.0 ~ 3.0 的华法林。

（5）心血管病的一级预防。如果患者有多项心血管高危因素，那么可以在专业医师的建议下服用阿司匹林进行预防。目前，BMD、HOT、PPP、PHS、TPT、WHS 等研究中心针对一级预防阿司匹林有医学研究，综合整理出 98 000 例心血管高危因素人群的资料，对这类患者进行了详细的评价。通过医学研究证明，阿司匹林能够有效地降低心血管病患者的病发率，同时还能降低心肌梗死、冠心病的病发率，这对心血管病患者有一定的预防作用。随着空气污染的加剧，人类患有心血管疾病的因素越来越多，未来心血管疾病是一大类高危险发病症。为了缓解这种现象的发生，世界各国的心血管防治中心潜心研究 10 年冠心病，对服用阿司匹林一级治疗风险 ≥ 6% 的人群进行研究观察。

在中国，专家计划组织有 10 年冠心病的人群，长期服用阿司匹林进行一级预防，且患者的用药剂量控制在 75 ~ 100 mg。这是一项课题研究，旨在观察患者的用药效果与状态。

（三）禁忌证

如果患者服用阿司匹林出现哮喘或者出血症状，那么必须禁止服用阿司匹林。

（四）不良反应

（1）患者在服用阿司匹林后有胃肠道刺激症状或出血，这是用药剂量产生的，又或者与患者的其他疾病、合用其他类药品有关。

（2）患者出现中枢神经症状，听力下降，这是因为患者服用了过大剂量的阿司匹林。

（3）患者出现过敏反应，如荨麻疹、哮喘、血管神经性水肿、休克，这在医学上被称为阿司匹林哮喘，医学证明这与遗传学有关。

（五）药物相互作用

（1）医学临床试验表明，阿司匹林能够与其他药物混合使用，如双香豆素类抗凝血药、巴比妥类等。但是混合使用时，必须控制好用药剂量，使各药物之间相互协同，达到最佳的治疗效果。

（2）皮质激素与阿司匹林合用，容易刺激人的胃酸分泌，刺激胃及十二指肠黏膜，胃酸抵抗力也会降低，增大诱发胃肠出血并发症的概率。

（3）阿司匹林与碱性药（如碳酸氢钠）合用，会增加人的排泄，从而降低阿司匹林治疗。

（4）阿司匹林与布洛芬等传统的非甾体解热镇痛药合用，能够降低抗栓使用。

（5）健康人饮酒后会增加抗血小板作用，延长出血时间。

（6）服用抑酸药、牛奶的患者不影响阿司匹林的吸收速度。

（六）安全应用

（1）临床试验证明，阿司匹林有抑制 COX-1 和 PGI2 作用，能够抑制人体的血栓效用。

（2）以往服用阿司匹林的患者，在做手术前 7～10 d 要停用阿司匹林。医学研究证明，服用阿司匹林的患者，有 20% 在不服用阿司匹林的状态下能够维持正常的止血功能。因此，服用阿司匹林的患者在手术前 48 h 停止用药即可。如果手术止血要求严格，那么要根据具体情况确定停用阿司匹林时间。

（3）普通的阿司匹林在人体的胃部吸收快、起效快，但可能刺激胃肠道，配合服用抑酸药会缓解状态，同时也不影响吸收速度。

（4）肠溶阿司匹林、拜阿司匹林对人的胃肠道刺激性较小，患者服用 3 至 4 个小时后血浆的浓度才较高。急症患者首次服用阿司匹林可以采用嚼服，这样更容易增强抗血小板效应，一般 30 min 就可以使血浆的浓度达到高峰。大量嚼服会造成人的胃部不适应，同时服抑酸药物可减轻症状，也不影响吸收速度。

（5）非 ST 段抬高急性冠脉综合征（ACS）血栓形成，血小板聚集的血栓在非 ST 段抬高型 ACS 极为重要，所以要采用抗栓治疗。

确诊或怀疑患有非 ST 段抬高型 ACS 的患者没有禁忌的话，可以采用肠溶阿司匹林治疗，最开始服药剂量 160～325 mg/d，然后再按 75～325 mg/d 剂量终生口服阿司匹林，这主要是为了减少心肌梗死的死亡概率。如果患者用药剂量超过了 325 mg/d 仍没有缓解或改善病症，且增加了胃肠道不良的现象，医生就要改动服药方案。

（6）STEMI 能够激活 STEMI 血栓形成，如果患者没有禁忌，建议使用阿司匹林治疗。如果患者已经进行了冠脉介入治疗，建议阿司匹林联合氯吡格雷至术后 1 年。对于未进行冠脉介入治疗的患者，不管是否接受溶栓治疗，二者合用可至发病后 14 d，也可合用至发病后 1 年（2007 年 STEMI 治疗指南 ⅡA 类证据），推荐剂量为 75～162mg。之后的抗血小板治疗一般同稳定型冠心病患者。

（7）阿司匹林不良反应呈剂量依赖性。比如，CURE 研究表明，ACS 患者大出血发生率分别是 1.9%（阿司匹林 ≤ 100 mg/d）、2.8%（阿司匹林为 101～199 mg/d）以及 3.7%（阿司匹林为 200～325 mg/d）。

（8）如果患有肝病、尿毒症、消化性溃疡等病症，这类患者服用的治疗相关病症的药物，与阿司匹林合用容易引起原有病损的出血。

（9）经过临床试验证明，缓解或减少患者胃肠不良反应的方法，在对患者用药前，进行评估抗血栓和出血的获益/风险比。患有冠心病 10 年，没有禁忌的情况下考虑选用阿司匹林进行一级治疗。同时选用肠溶制剂或缓释制剂，还可以服用一些胃黏膜保护药。

二、氯吡格雷

（一）药理作用

在噻吩吡啶的衍生作用下产生了氯吡格雷，氯吡格雷可以直接抑制 ADP 与受体结合的 ADP 介导糖蛋白 Ⅱ b/ Ⅲ a 复合物活化起到抗血小板作用，产生类似血栓消耗的状态，导致血小板颗粒释放减少，以及膜表面上血小板和纤维蛋白沉淀减少。

（二）适应证

（1）慢性稳定型心绞痛。医学界在 2007 年的 ACC/AHA 稳定型心绞痛处理指南说明，对于没有禁忌的患者（活动性消化道出血、阿司匹林过敏、曾经发生阿司匹林无法耐受），可以每天使用 75 ~ 150 mg 的阿司匹林。如果不能使用阿司匹林，可以使用氯吡格雷（Ⅱ A/B）。

（2）非 ST 段抬高 ACS。医学界在 2007 年的 ACC/AHA 有关 UA/NSTEMI 的指南说明，早期患者可以将阿司匹林结合氯吡格雷使用；早期保守患者，在使用阿司匹林之前加入氯吡格雷，氯吡格雷至少比使用阿司匹林提前 1 个月。

（3）STEMI. 医学界在 2006 年，通过 COMMIT/CCS-2 和 CLARITY-TIMI28 研究结果表明，FDA 批准氯吡格雷可用于 STEMI，但是在与阿司匹林配合使用时，至少是 14 d，用至 1 年。

（三）剂量及用法

（1）2005 年，ACC/AHA 关于 PCI 的指南提出建议，在进行 PCI 前至少 6 d 有 300 mg 负荷量的氯吡格雷（Ⅰ A）。2007 年 9 月 27 日，获 FDA 批准，临床可以使用 300 mg 片剂，便于使用负荷量。经过 CURE 证明，要提前 6 ~ 24 h 用氯吡格雷，如果是 300 mg 负荷量要提前 24 h 用。2007 年，ACC/AHA/SCAI PCI 指南建议患者在进行 PCI 手术前 2 h 使用 600 mg 的氯吡格雷。

（2）某些研究中心经过研究，氯吡格雷的维持剂量为每天 75 mg 最为安全有效。

2005 年，ACC/AHA/SCAI PCI 指南指出，患者出现亚急性支架血栓会危及生命，可以考虑检测血小板聚集抑制率。如果患者的血小板聚集抑制率低于 50%，那么可以使用 150 mg/d 维持量（ⅡB/C）。目前，国外有些国家已对这类患者在 15 d 内使用 150 mg/d 的维持量。

（3）维持用药时间。①裸金属支架（BMS）：2007 年，ACC/AHA/SCAI 经皮冠脉介入指南建议患者 BMS 以后，至少 1 个月内每天使用 75 mg，这样的使用量最好维持 1 年（ⅠB）。②药物洗脱支架（DES）：2007 年，ACC/AHA/SCAI 有关 PCI 的指南提出，建议接受过 DES 的 PCI 患者，每天使用 75 mg 氯吡格雷。如果患者没有出现出血症状，至少 12 个月使用氯吡格雷。③STEMI 患者在 PCI 术后没有接受支架治疗，要连续 14 d 使用氯吡格雷。④放疗术后：2005 年，ACC/AHA/SCAI 有关 PCI 的指南指出，建议患者放疗术后长期使用氯吡格雷与阿司匹林，氯吡格雷每天用量 75 mg，阿司匹林每天用量 75 ～ 325 mg。

（四）安全应用

大于 75 岁的老年人，口服氯吡格雷后，血浆代谢产物的浓度要比年轻人高，血小板聚集和出血时间没有明显的区分。

不同肾功能不全患者的服用氯吡格雷的状态不一样。相比中度肾功能不全患者来说，严重肾功能不全的患者服用氯吡格雷后，血浆代谢产物浓度要低，抑制 ADP 诱导血小板聚集要比健康者低，出血时间没有明显区别。

经 ISAR-CHOICE 研究显示，人类的肠道吸收氯吡格雷的标准是 600 mg，当负荷量增加到 900 mg 后，人类的血浆浓度血小板聚集抑制不再增强。

2006 年，CHARISMA 试验分析得出：没有明显症状的慢性稳定型心绞痛患者，使用双联抗血小板药物对身体没有伤害。但是，现有研究并不赞同慢性稳定型心绞痛患者广泛应用双联抗血小板治疗。

应用氯吡格雷的注意事项：①可能出现胃肠道反应；②白细胞降低的发生率远低于噻氯匹定（抵克力得）；③肝损伤者慎用；④有活动性出血者禁用；⑤目前支架置入 1 年后使用双联抗血小板药的证据尚不充分；⑥如有可能，外科手术前 5 ～ 7 d 停药。

三、替格瑞洛

（一）药理作用

替格瑞洛，为化学分类环戊基三唑嘧啶（CPTP）的一员，CPTP 是一种选择性二磷酸腺苷（ADP）受体拮抗剂，作用于 P2Y12ADP 受体，以抑制 ADP 介导的血小板活化和聚集，与噻吩并吡啶类药物（如氯吡格雷）的作用机制相似。但不同的是，替格瑞洛与血小板 P2Y12ADP 受体之间的相互作用具有可逆性，没有构象改变和信号传递，并且在停药后血液中的血小板功能也随之快速恢复。基于替格瑞洛与噻吩并吡啶类药物是一种不同化学分类的药物，因此将之前的中文用名"替卡格雷"更换为"替格瑞洛"。

ONSET/OFFSET 研究中接受阿司匹林治疗的稳定性冠心病患者中，替格瑞洛显示出快速起效的药理作用，替格瑞洛 180mg 负荷剂量给药 0.5 h 后平均血小板聚集抑制（IPA）达 41%，给药 2 ～ 4 h 后达到最大的 IPA 作用 89%，此作用可保持 2 ～ 8 h。

（二）适应证

本品用于急性冠脉综合征（不稳定性心绞痛、非 ST 段抬高心肌梗死或 ST 段抬高心肌梗死）患者，包括接受药物治疗和经皮冠状动脉介入（PCI）治疗的患者，降低血栓性心血管事件的发生率。与氯吡格雷相比，本品可以降低心血管死亡、心肌梗死或卒中复合终点的发生率，两治疗组之间的差异来源于心血管死亡和心肌梗死，而在卒中方面无差异。

在 ACS 患者中，对本品与阿司匹林联合用药进行了研究。结果发现，阿司匹林维持剂量大于 100mg 会降低替格瑞洛减少复合终点事件的临床疗效，因此，阿司匹林的维持剂量不能超过每日 100mg。

（三）剂量及用法

本品可在饭前或饭后服用。本品起始剂量为单次负荷量 180mg（90mg×2 片），此后每次 1 片（90mg），每日两次。除非有明确禁忌，本品应与阿司匹林联合用药。在服用首剂负荷阿司匹林后，阿司匹林的维持剂量为每日 1 次，每次 75 ～ 100mg。已经接受过负荷剂量氯吡格雷的 ACS 患者，可以开始使用替格瑞洛。治疗中应尽量避免漏服。如果患者漏服了一剂，应在预定的下次服药时间服用一片 90mg（患者的下一个剂量）。本品的治疗时间可长达 12 个月，除非有临床指征需要中止本品治疗。

急性冠脉综合征患者过早中止任何抗血小板药物（包括本品）治疗，可能会使基础病引起的心血管死亡或心肌梗死的风险增加，因此，应避免过早中止治疗。

四、其他抗血小板药物

现在除了阿司匹林、氯吡格雷之外，其他抗血小板药物有：血小板糖蛋白

Ⅱb/Ⅲa受体拮抗药、更新型的抗血小板药（如普拉格雷、替卡格雷洛、坎格雷洛及SCH530348等）。

血小板聚集可以通过纤维蛋白原与激活的血小板结合来完成，这种结合由糖蛋白Ⅱb/Ⅲa引入。抑制血小板糖蛋白Ⅱb/Ⅲa的整合素可以抑制激活剂引起的血小板聚集。血小板表面糖蛋白最大的是Ⅱb/Ⅲa，它对血小板来说非常重要。目前，血小板糖蛋白Ⅱb/Ⅲa受体拮抗药的种类有：替罗非班、阿昔单抗等。这些药物与活化血小板上的糖蛋白Ⅱb/Ⅲa受体相结合，治疗ACS。在临床方面，未来研发口服血小板糖蛋白Ⅱb/Ⅲa抑制药是发展趋势。

ADP受体拮抗药有噻氯匹定、氯吡格雷、普拉格雷，普拉格雷与血小板表面的P2Y12受体结合，阻止ADP依赖血小板聚集。普拉格雷是一种前体药物，患者使用后，30 min便可以达到最大血液浓度。经过Sosnowski对药物的研究指出，相比氯吡格雷，普拉格雷的药物抵抗率要低。新完成的TRITON-TIMI38研究发现，普拉格雷降低血栓事件作用优于氯吡格雷，且出血风险也低于氯吡格雷。

替卡格雷洛（AZDM6140）是第一代环丙烷戊基三唑吡啶类活性抗血小板药物，与噻吩吡啶类相似，也可通过与血小板表面P2Y12受体结合抑制ADP促血栓作用，属于ATP衍生物。几乎完全抑制ADP诱导血小板聚集，且无须代谢激活。

尽管替卡格雷洛有望克服氯吡格雷缺陷，但其临床应用安全性有待进一步研究。

坎格雷洛（ARC-69931MX）也属于ATP类似物，同样具有高亲和力和可逆性拮抗血小板表面P2Y12受体，并可完全抑制ADP依赖血小板聚集的作用。目前检验其有效和安全性的临床试验仍在进行中。

SCH530348是第一代凝血酶受体拮抗药，通过与凝血酶竞争结合凝血酶受体而抑制血小板聚集。由于凝血酶受体拮抗药本身不干扰凝血酶对纤维蛋白的催化活性，因此与传统抗血小板药物相比，预计出血并发症更低和具有更低的不良反应，但具体临床效果尚待进一步验证。

第二节　抗凝治疗

常用的抗凝药物主要包括以下几类：①抗凝血酶Ⅲ依赖性间接凝血酶抑制剂：普通肝素与低分子肝素；②直接凝血酶抑制剂：重组水蛭素及其衍生物；③维生素K依赖性抗凝剂：香豆素类，如华法林；④凝血酶生成抑制剂：组织因子途径抑制物等。

一、普通肝素

（一）药理作用

普通肝素（UFH）拥有很强的抗凝功能，可以干扰血凝过程。抗凝血酶Ⅲ（ATⅢ）主要由含丝氨酸残基蛋白酶的Ⅱa、Ⅸa、Ⅹa、Ⅺa、Ⅻa等凝血因子构成。ATⅢ与肝素配合，消灭活凝血因子Ⅱa、Ⅸa、Ⅹa、Ⅺa和Ⅻa，这也是肝素抗凝的主要作用。ATⅢ可以产生一个精氨酸反应中心，它结合凝血因子的丝氨酸活化中心，使凝血因子失去活性。ATⅢ单独存在时，它的灭活速度慢，ATⅢ结合肝素形成复合物，致使精氨酸反应中心构象发生变化，增加 1 000 ~ 2 000 倍速度的灭活凝血因子。

肝素可以激活肝素因子，直接消灭活凝血因子。肝素促进与内皮结合组织因子抑制物（TFPI）的释放，阻止因内皮受损形成的血栓。

（二）适应证

1. 急性 ST 段抬高型心肌梗死（STEMI）

这种病情的死亡率较高，产生 STEMI 的主要原因是，人的冠脉血供突然中断，心肌缺血促使心肌坏死。医生对于 STEMI 患者，首先进行病情评估，然后再制定治疗方案，可以使用肝素溶解血栓。注意，不同类型的肝素溶栓制剂有所不同，因此，肝素的用法也有所区别。

重组组织型纤维蛋白溶酶原激活剂（rt-PA）是一种选择性溶栓剂，对全身纤维蛋白原影响较小，它的缺点是易于再次形成血栓。所以，rt-PA 需要配合其他抗凝药物一起使用，减少血栓的再次发病率。在使用 rt-PA 前，需要注射 5 000 U 的肝素，然后使用 rt-PA。在未来 48 h 内，连续每小时注射 700 ~ 1 000 U 肝素，最后进行低分子肝素皮下注射。

2. 经皮冠状动脉介入治疗（PCI）

这种治疗方法可以改造血管内皮的剥脱，聚集血小板。在手术前和手术中使用抗凝药物，减少动脉损伤。

肝素是 PCI 常规使用的抗凝药物，固定的用药剂量为 7 500 ~ 10 000 U。医生在手术中需要根据观察 ACT 值确定肝素的用量。当 ACT ≥ 300 s，手术每延长 1 h，要为患者补充 2 000 U 的肝素。

3. 肺栓塞（PE）

PE 是由各种阻塞肺动脉系统形成的一种血栓疾病，最为常见的是肺血栓栓塞症（PTE），这类疾病的治疗重点是抗凝治疗。

当初步诊断为 PTE 时，医生可以采用肝素或低分子肝素进行抗凝治疗。肝素的常规用法是，静注 2 000 ~ 5 000 U 或 80 U/kg 的肝素，然后以 18 U/（kg·h）进行静脉滴注。对患者进行最初 24 h 的 APTT 测定，每 4 ~ 6 h 测一次，医生根据 APTT 调整剂量，尽快使 APTT 达到正常值的 1.5 ~ 2.5 倍。当患者处于治疗稳定状态后，医生可以每天上午检测一次 APTT。

肝素可以进行皮下注射，先注射 2 000 ~ 5 000 U，然后在未来 12 h 内，每次注射 250 U/kg 剂。

患者需要注射 5 d 的肝素，直到临床平稳。如果有大面积的 PTE，患者需要注射更长时间的肝素。

（三）禁忌证

有自发出血倾向者、血液凝固障碍者（如紫癜、血友病、血小板减少症等）、创伤、产后出血、活动性溃疡、严重肝功能不全、未控制的高血压患者以及对肝素过敏者禁用。

（四）不良反应

（1）自发性出血，医生在对患者使用肝素前，需要对其进行 APTT 的监测，APTT 值必须达到 1.5 ~ 2.5 倍才能使用。

（2）肝素诱导的血小板减少症（HIT），使用肝素的患者仍有血栓再次复发的可能，这种概率是 1% ~ 5%，大约 30%HIT 患者会产生新的血栓病变。因此，医生要不断地监测患者使用肝素期间的血小板计数。

（3）骨质疏松和自发性骨折，肝素对人体的骨骼有一定的影响，它能引起骨质疏松。严重时，患者会自发性骨折。

（4）易于激活血小板，诱发形成血栓。

（5）脂质代谢容易混乱。

（6）过敏反应，患者容易出现皮疹、发热等过敏症状，严重的反应是脱发、腹泻等。

（五）药物相互作用

（1）冠心病患者在应用肝素的同时口服阿司匹林、氯吡格雷等抗凝药物，可以增强抗凝血作用。

（2）肝素配合碳酸氢钠、乳酸钠使用，可以增强人体的抗凝作用。

（3）肝素可以与胰岛素配合使用，能有效降低血糖。

（4）肝素配合青霉素类、头孢类、氨基糖苷使用，增强抗凝功能，但需要严格监测患者的凝血指标。

（六）安全应用

（1）肝素可以灭活许多凝血因子，其中对 IIa 和 Xa 的作用最显著。然而肝素灭活 IIa 和 Xa 的机制却有所不同。只有当肝素、AT III 和凝血因子 IIa 形成三联复合物时，才能发挥灭活因子 IIa 的作用。这就要求肝素分子链必须有足够的长度，即 > 18 个单糖单位，相对分子量要 > 5400 Da。

（2）肺栓塞、肝硬化患者使用肝素的半衰期较长。

（3）肝素不能通过胸膜、胎盘组织。

（4）STEMI 患者治疗 48 h 以上，不建议使用肝素，肝素容易减少血小板。

（5）患有高胆固醇的急性心肌梗死患者，溶栓后需要注射大剂量的肝素，防止血栓的再次形成。

（6）具有全身或静脉血栓的患者，如果使用纤维蛋白非特异性药物溶栓，建议配合静脉肝素。

（7）低分子肝素使用方便，它是非 ST 段抬高型 ACS 患者的抗凝治疗中常见的使用药品。

（8）应用肝素可以引起肝素诱导的血小板减少症（HIT），这就容易引起深静脉血栓（DVT）的形成。如果患者再次复发血栓，必须停止使用肝素时，可以考虑放置下腔静脉滤器。

（9）人体的血浆肝素水平达 $200 \sim 400$ U/L（硫酸鱼精蛋白滴定法）时，可以阻止血栓形成的进程。对于急性肺动脉栓塞的患者，建议医生用量要使 APTT 延长至正常值的 $1.5 \sim 2.5$ 倍。

（10）另有实验证明，肝素的持续泵入较间断应用出血发生率低，故主张在急性动脉肺栓塞治疗中，肝素予首剂负荷量后要 24 h 持续静脉泵入。

（11）一旦发生自发性出血，立刻停用肝素，注射带有正电荷的鱼精蛋白，每 1 mg 鱼精蛋白可以中和 100 U 肝素。

（12）HIT 一般出现在使用肝素 $5 \sim 8$ d 以后，但是若 3 个月内曾经使用过肝素，则 HIT 最早可以在再次使用肝素后几小时内出现。

（13）在治疗过程中，若血小板急速或持续降低，或血小板 $< 100 \times 10^9$/L，应考虑出现 HIT 的可能。一般在停用肝素后 10 d 内血小板开始逐渐恢复。

（14）普通肝素进入人体后与体内少量血小板因子 4（PF4）形成 H-PF4 复合

物，该物质具有免疫原性，可以与特异性的 IgG 或 IgM 抗体（抗 H–PF4 抗体）结合，形成能与血小板 Fc 受体结合的复合物，从而激活血小板。

二、低分子肝素

（一）药理作用

低分子肝素（LMWH）的原料为普通肝素，利用化学修饰或酶降解的方法制作出较小的片段。目前，常用的 LMWH 有：依诺肝素、达肝素等。LMWH 主要通过 AT Ⅲ 抑制凝血因子，阻止血栓形成。LMWH 还具有治疗腹腔内肿瘤的作用，它可以起到转移或阻止肿瘤的功效。

（二）适应证

1.STEMI

2007 年 ACC/AHA 关于 ST 段抬高型心肌梗死治疗指南建议，依诺肝素的抗栓性较好，它具有很强的溶栓作用。指南中推荐用量为：依诺肝素（要求血肌酐男性 < 2.5 mg/dl，女性 < 2.0 mg/dl），< 75 岁的患者初始剂量为 30 mg 静脉推注，15 min 后皮下注射 1.0 mg/（kg·12h），> 75 岁的患者无须静脉注射，皮下注射的剂量减至 0.75 mg/（kg·12h）。无论多大年龄，若治疗期间肌酐清除率 < 30 mL/min，皮下注射的剂量为 1.0 mg/（kg·24h）。住院期间应维持依诺肝素的治疗，总计 8 d（Ⅰ A）。

新指南推荐 STEMI 未接受再灌注治疗的患者，可在住院期间接受抗凝治疗，总计 8 d（Ⅱ A/B）。主张使用低分子肝素（Ⅱ A/C），剂量同上述接受溶栓治疗者。

2. 非 ST 段抬高型 ACS

最近的一项荟萃分析表明：在短期（最多 7 d）使用阿司匹林的基础上，皮下注射 LMWH 和静脉注射普通肝素，在治疗心肌梗死的安全性和疗效差异上无统计学意义，各种 LMWH 制剂之间差异无统计学意义。临床上非常广泛地应用 LMWH。

医生对非 ST 段抬高型 ACS 患者进行评估后，选择 LMWH 作为抗凝治疗药物。依诺肝素与普通肝素两种药物性对比，依诺肝素可降低死亡率，更为安全。2007 年，AHA/ACC 指南将依诺肝素列为非 ST 段抬高型 ACS 患者抗凝治疗的 Ⅰ A 类推荐药之一。

3.PCI

随着现代医学水平的不断进步，在介入治疗中使用的药物也在一直更新换代。

临床实践证明，LMWH 作为一种安全有效的抗凝物质，在 PCI 术中可以成为普通肝素的替代药物。

《2007 年 ACC/AHA/SCAI 经皮冠状动脉介入治疗指南》指出，术前用依诺肝素抗凝者，如果末次皮下给药时间超过 8 ~ 12 h，应静脉给予 0.3 mg/kg 依诺肝素；若末次皮下给药时间在 8 h 以内，无须追加剂量（Ⅰ类）。

4. 肺栓塞

最近几年，对于肝素和 LMWH 在用于治疗肺栓塞时的效果以及引起的副作用，医学研究人员已经进行了深入的对比分析。通过分析发现：在抗凝效果方面二者并无明显差异，但在出血和血小板减少方面，LMWH 的效果明显优于肝素。这表明，LMWH 替代肝素用于 PE 的治疗已成为一种趋势。

英国胸科学会（BTS）在新的 PTE 诊疗指南中提出：由于上述 LMWH 在治疗肺栓塞时所具有的优势以及其对门诊患者治疗时的高适用性，LMWH 在 PTE 患者中受到了广泛欢迎。但该组织也指出，PTE 抗凝治疗需要审慎地等待更新的研究成果。

（三）禁忌证

严重凝血系统疾病、急性胃及十二指肠溃疡、上消化道出血、脑出血、实施手术者以及患有肝素诱导的血小板减少症患者禁用。

（四）不良反应

LMWH 制剂临床应用的不良反应与肝素相似，但是发生率低于普通肝素，程度亦轻。常见的有出血、血小板减少症和骨质疏松症；少见的有低醛固酮症、血清转氨酶增高、游离脂肪酸增高、过敏反应和皮肤坏死。

（1）出血仍然是主要的不良反应，虽然其发生率低于普通肝素，但对有出血倾向的患者仍应慎用 LMWH。

（2）LMWH 制剂可引起血小板减少，虽然发病率低，也可因制剂不同而有差异。由于肝素依赖性血小板抗体与 LMWH 制剂具有极高的交叉反应性（90%），因此，肝素引起血小板减少者，不应换用 LMWH 制剂。

（3）LMWH 引起骨质疏松症的发生率明显低于普通肝素。

（4）LMWH 无论何种途径给药，均可引起血小板活性增高，有促进血栓形成的倾向，但其对血小板的激活同样低于普通肝素。

（5）可见暂时性轻度至中度转氨酶增高。

（6）偶有在脊柱或硬膜外麻醉和术后延长硬膜外导管留置时间时使用低分子

肝素而发生脊髓内血肿，导致非常严重的神经损伤，包括长时间或终生瘫痪。

（五）安全应用

（1）LMWH主要表现为抗凝血因子Ⅹa的作用，对抗凝血酶的作用较小，故在达到有效的抗凝作用的同时，可以减少普通肝素所致的出血等不良反应。

（2）LMWH使用过程中无须密切监测APTT，但若出现皮下出血点、血肿、瘀斑等情况应引起高度注意，并需及时检查血小板计数及凝血时间。停药后凝血功能较快恢复，必要时可应用硫酸鱼精蛋白予以中和。

（3）由于LMWH多采用皮下注射的方式，且注射部位多选择在腹部，故LMWH引起腹壁血肿的概率相对较大。接受LMWH皮下注射的患者一旦出现腹壁剧烈疼痛，触诊可摸到包块（尤其是在联用抗血小板药物的情况下），需警惕腹壁血肿的可能，以免延误病情。

三、华法林

（一）药理作用

华法林属于双香豆素类中效口服抗凝药。香豆素类能够使维生素K的反复利用性能失效，对谷氨酸残基的凝血因子Ⅱ、Ⅶ、Ⅸ、Ⅹ的羧化作用产生影响，从而影响凝血过程。其作用机理是，因其具有竞争性对抗维生素K的作用，并通过抑制环氧化物还原酶在肝脏内抑制无活性的环氧化物型向有活性的氢醌型转化，从而使含有谷氨酸残基的凝血因子一直保持在无凝血活性的前体阶段。

同时，因为华法林的降低血小板凝聚作用及其降低凝血酶诱导的效果，可用其来进行抗凝和抗血小板聚集。

（二）适应证

1.心房纤颤（AF）

除射频消融手术以外，控制心室率及抗凝治疗是大部分心房颤动患者的首选治疗手段，因此抗凝治疗在心房颤动的治疗中占重要地位。

（1）高危因素：血栓栓塞病史（包括脑卒中、短暂性脑缺血发作和其他部位栓塞病史）、风湿性二尖瓣狭窄、瓣膜置换术后。

（2）中危因素：年龄在75岁以上、高血压、心力衰竭、左心室收缩功能受损［射血分数（EF）≤35%或短轴缩短率（FS）≤25%］、糖尿病。

（3）低危因素：女性、年龄65~74岁、冠心病、甲状腺功能亢进症。

新指南推荐中明确说明，对于心房颤动（包括阵发性、持续性或永久性心房颤动）患者，若无特殊情况（孤立性心房颤动或存在禁忌证），都应该使用华法林进行抗凝治疗。若患者只存在一项中危病情，既可以使用阿司匹林也可以使用华法林；若患者存在的中危病情大于一项或存在高危病情，则必须使用华法林。

使用华法林时国际正常化比率（INR）应维持在 2.0 ~ 3.0，而置换金属瓣膜的心房颤动患者应根据瓣膜类型使 INR 维持在 2.5 以上。

对于使用华法林进行治疗的心房颤动病症患者，需要对其抗凝情况及抗凝药物使用剂量进行追踪观察并做出评估判断。在前期尚未稳定阶段，建议一星期检测一次 INR，等情况稳定后每个月检测一次即可。

此外，华法林与电或药物除颤相比，具有不引起栓塞危险的优势。

2. 肺栓塞

对于肺栓塞患者，在其使用口服抗凝剂华法林药物治疗之前的 1 ~ 3 d 时，应先使用肝素类药物。待肝素发挥效用后，再服用华法林，前期使用剂量为 3.0 ~ 5.0 mg/d。二者的重叠用药期为 4 ~ 5 d，待持续检测 INR 值为 2.5(2.0 ~ 3.0)时，或 PT 延长至 1.5 ~ 2.5 倍时，此后可单独使用口服华法林，不再使用肝素类药物。对于 INR 的检测，在尚未满足治疗要求之前，需每天检测，达到要求后，每周检测 2 ~ 3 次，持续 2 周。在此后一般为每周一次即可。对于需要长期用药患者，每个月检测一次即可。

应根据不同的患者症状决定使用华法林抗凝的期限，大多数为 4 个月至 6 个月时间。对于特殊情况患者，应延长或降低使用期限。对于极特殊的情况，可以终生使用华法林进行抗凝治疗。

（三）禁忌证

对于具有以下情况的患者，应禁用华法林治疗。这些症状包括：①凝血功能障碍；②存在出血倾向；③活动性溃疡；④严重高血压；⑤肝肾功能损害；⑥近期手术者；⑦妊娠期。

（四）药物相互作用

（1）阿司匹林、非甾体消类药和高剂量青霉素能抑制血小板功能，和华法林联用可增加华法林相关性出血。

（2）肝素与低分子肝素具有抗凝作用，与华法林合用抗凝作用增强。

（3）甲状腺素通过增强凝血因子的代谢率，增强华法林的抗凝作用。

（4）头孢哌酮、头孢孟多、头孢曲松等头孢类抗生素能够抑制维生素 K 的作用，与华法林合用可导致低凝血酶原血症，增加出血危险；同时使用维生素 K 可防止上述头孢菌素引起的出血反应。

（5）一些喹诺酮类药物能够与细胞色素酶 P450 产生竞争性抑制作用，从而抑制华法林在肝脏中的代谢，使后者的血药浓度升高，抗凝作用增强。如需合用，应监测凝血酶原时间，酌情调整用药剂量。

（6）当抗生素类药物（如青霉素类、磺胺类、四环素类、甲硝唑、氟康唑以及氯霉素等）与华法林一起使用时，华法林的抗凝效果会大大增强。

（7）当胺碘酮与华法林共同使用治疗时，因为胺碘酮可通过抑制肝脏 S 和 R 异构体的代谢增强华法林抗凝效果，所以二者同时使用应相应减少华法林的剂量，并随时监测抗凝情况。

（8）由于利福平具有的诱导肝微粒体酶活性反应，当二者同时使用时，应增加华法林用药剂量。

（9）当巴比妥类、苯妥英钠、螺内酯及维生素 K 类与华法林药物同时使用时，应增加华法林用药剂量。

（五）安全应用

（1）对于心房颤动患者（除孤立性心房颤动和血栓栓塞低危者外），防血栓治疗应贯穿其整个妊娠期间，不同的阶段应用不同的抗栓手段。

（2）对于肥厚型心肌病伴心房颤动患者，必须采用服抗凝药（INR 2.0 ~ 3.0）疗法。

（3）对于需要进行 PCI 手术的心房颤动患者，为防止外周动脉穿刺区的出血，应暂不使用华法林抗凝，但此后需尽早酌量使用该药物抗凝。

（4）对于老年心房颤动患者，尤其是年龄大于 75 岁的患者，并且没有明确存在口服抗凝和中度血栓栓塞危险时，应适量降低其 INR 的目标值（1.6 ~ 2.5）。

（5）若常规（INR 2.0 ~ 3.0）使用华法林抗凝治疗后，有患者发生缺血性卒中或栓塞，其正确的应对方法是增加抗凝强度，最大 INR 目标值可达 3.0 ~ 3.5，而不是采用抗血小板药物。

四、达比加群酯

（一）药理作用

达比加群酯作为小分子前体药物，未显示有任何药理学活性。口服给药后，达比加群酯可被迅速吸收，并在血浆和肝脏经由酯酶催化水解转化为达比加群。

达比加群是强效、竞争性、可逆性、直接凝血酶抑制剂，也是血浆中的主要活性成分。

由于在凝血级联反应中，凝血酶（丝氨酸蛋白酶）使纤维蛋白原转化为纤维蛋白，抑制凝血酶可预防血栓形成。达比加群还可抑制游离凝血酶、与纤维蛋白结合的凝血酶和凝血酶诱导的血小板聚集。

基于动物的体内、体外试验显示：不同血栓形成动物模型中已经证实了达比加群静脉给药和达比加群酯口服给药后的抗血栓形成疗效和抗凝活性。

根据 II 期研究结果，达比加群血浆浓度和抗凝效果密切相关。达比加群可延长凝血酶时间（TT）、ECT 和 APTT。

校准稀释 TT（dTT）检测提供了达比加群血浆浓度的估测，因此可与预期的达比加群血浆浓度进行对比。

ECT 可提供直接凝血酶抑制剂活性的直接测量。

APTT 检查已获广泛应用，并且能够提供达比加群治疗所产生的抗凝强度的近似指示信息。但是，APTT 检查的敏感度有限，而且不适用于抗凝效果的精确定量，尤其是在达比加群酯血药浓度较高时。高 APTT 值解释时应谨慎。

总之，推测抗凝活性的这些检测方法能够反映达比加群水平，并且能够为出血风险的评估提供指导，例如，超过 90th 分位的达比加群谷浓度或谷值时测得的抗凝指标如 APTT，考虑与出血风险增高相关。

每日两次 150mg 达比加群酯给药后约 2 h 测量的稳态几何平均达比加群峰血药浓度为 175ng/ml，范围为 117 ~ 275ng/ml（第 25th ~ 75th 百分位数范围）。给药间隔结束时（即，150mg 达比加群晚上剂量给药后 12 h）在早晨测量的达比加群几何平均谷浓度为 91.0ng/ml，范围为 61.0 ~ 143ng/ml（第 25th ~ 75th 百分位数范围）。

对于使用 150mg 达比加群酯每日两次预防卒中和 SEE 的非瓣膜性房颤患者：① 90th 分位的谷值时（前次剂量 10 ~ 16 h 后）测定的达比加群血浆浓度约为 200ng/ml；②谷值时（前次剂量 10 ~ 16 h 后）的 ECT，大约 3 倍于正常上限，该升高相当于观察到的 90th 分位的 ECT 延长，其值为 103 秒；③谷值时（前次剂量 10 ~ 16 h 后）aPTT 比值大于 2 倍正常上限，相当于观察到的 90th 分位 aPTT 延长，其值大约为 80 秒。

（二）适应证

预防存在以下一个或多个危险因素的成人非瓣膜性房颤患者的卒中和全身性栓塞（SEE）：

（1）先前曾有卒中、短暂性脑缺血发作或全身性栓塞。

（2）左心室射血分数＜40%。

（3）伴有症状的心力衰竭，纽约心脏病协会（NYHA）心功能分级≥2级。

（4）年龄≥75岁。

（5）年龄≥65岁，且伴有以下任一疾病：糖尿病、冠心病或高血压。

（三）禁忌证

（1）已知对活性成分或本品任一辅料过敏者。

（2）重度肾功能受损（CrCl＜30ml/min）患者。

（3）临床上显着的活动性出血。

（4）有大出血显着风险的病变或状况，如当前或近期消化道溃疡，高出血风险的恶性赘生物，近期脑或脊髓损伤，近期脑、脊髓或眼部手术，近期颅内出血，已知或可疑的食道静脉曲张，动静脉畸形，血管动脉瘤或主要脊柱内或脑内血管异常。

（5）联合应用任何其他抗凝药物，如普通肝素（UFH），低分子肝素（依诺肝素、达肝素等），肝素衍生物（磺达肝癸钠等），口服抗凝药（华法林、利伐沙班、阿哌沙班等），除非在由该种治疗转换至本品或反之，以及 UFH 用于维持中心静脉或动脉置管通畅的必要剂量的这些情况下。

（6）有预期会影响存活时间的肝功能受损或肝病。

（7）联合使用环孢菌素、全身性酮康唑、伊曲康唑、他克莫司和决奈达隆。

（8）机械人工瓣膜。

（四）药物相互作用

1.抗凝血药和抗血小板聚集药

以下与本品联合使用时可能会增加出血风险的治疗缺乏经验或经验有限：抗凝药物如普通肝素（UFH）、低分子肝素（LMWH）、和肝素衍生物（磺达肝癸钠、地西卢定）、溶栓药物、维生素 K 拮抗剂、利伐沙班或其他口服抗凝药。

从Ⅲ期研究 RE-LY 收集的房颤患者的有限数据观察到，无论达比加群酯还是华法林，联合使用其他口服或注射用抗凝药物均增加大出血发生率约 2.5 倍，主要存在于从一种抗凝药物换至另一种的情况。

保持中央静脉或动脉导管通畅所需剂量的 UFH 可使用。

从Ⅲ期研究 RE-LY 收集的房颤患者的数据观察到，无论达比加群酯还是华法林，联合使用抗血小板药物 ASA 或氯吡格雷均可导致大出血发生率加倍。

达比加群酯和达比加群不通过细胞色素 P450 系统代谢，而且对人细胞色素 P450 酶无体外作用。因此，预期不会发生与达比加群相关的药物相互作用。

2. 转运蛋白相互作用

（1）P-gp 抑制剂

达比加群酯是外流转运体 P-gp 的底物。预计与强效 P-gp 抑制剂（如：胺碘酮、维拉帕米、奎尼丁、酮康唑、决奈达隆、克拉霉素和替格瑞洛等）的联合使用会导致达比加群血药浓度升高。

如果另外没有专门描述，当达比加群与强效 P-gp 抑制剂联合使用时，要求进行密切的临床监测（监测出血或贫血的体征）。

凝血检查有助于发现因达比加群暴露量增加而导致出血风险增加的患者。

禁止使用环孢菌素、全身性酮康唑、伊曲康唑、他克莫司和决奈达隆。与其他强效 P-gp 抑制剂（如：胺碘酮、奎尼丁、维拉帕米和替格瑞洛）联合使用时应谨慎。

未对以下强效 P-gp 抑制剂进行临床研究，但根据体外研究结果，预计与酮康唑有相似效果：①伊曲康唑、他克莫司和环孢菌素，这些药物禁止与本品同时使用。②未获得泊沙康唑的临床和体外研究结果，不建议泊沙康唑与本品联合使用。

（2）P-gp 诱导物

预计与 P-gp 诱导物（如：利福平、贯叶连翘（金丝桃）、卡马西平或苯妥英等，联合使用会降低达比加群血药浓度，因此应该避免联合使用。

（3）影响 P-gp 的其他药物

蛋白酶抑制剂（包括利托那韦及其与其他蛋白酶抑制剂的复方制剂）会影响 P-gp（作为抑制剂或诱导物）。未对它们进行过研究，因此不建议与本品联合使用。

五、其他抗凝药物

目前，研究发现的新型抗凝药物还包括直接凝血酶抑制药水蛭素及其衍生物比伐卢定、磺达肝癸钠等，但这两种药物的临床应用还需更进一步的验证。

水蛭素在治疗不稳定型心绞痛、非 ST 段抬高型心肌梗死和 ST 段抬高心肌梗死病症方面，其治疗效果与肝素相当。但对于急性冠状动脉综合征的治疗，因为其治疗窗窄和相关的出血危险，水蛭素目前尚未被官方核准。尽管其在治疗静脉血栓方面似乎大有可为，但目前仍需提供更多的临床数据来验证。

比伐卢定是一种合成多肽，其含有 20 个氨基酸分子，与水蛭素类似。与肝素相比，比伐卢定具有一些独有的优势，如其可用于经皮冠状动脉介入治疗的患者，且其引起的出血更少。此外，在同样治疗具有较高出血危险的经皮冠状动脉介入患者时，比伐卢定与肝素相比也是更好的选择。事实上，与肝素相比，比伐卢定能够降低急性 ST 段抬高型心肌梗死患者再梗死的危险。但比伐卢定同样存在一些缺点，如比伐卢定治疗需要监测，并且需要调整剂量以减小出血危险。目前对比伐卢定不同研究方案的比较之间存在偏倚；而且短期和长期随访结果表明，出血风险的降低对于转归无影响。

磺达肝癸钠与肝素和依诺肝素相比同样具有一定的优势。根据 OASIS-5 及 OASIS-6 试验数据分析可知，磺达肝癸钠用于抗凝治疗时，可明显降低患者出血和缺血风险。磺达肝癸钠用于抗凝治疗时，同样存在一些缺点，如容易发生血栓问题。尽管在 PCI 中，使用 X a 抑制药后 PCI 的一些并发症发生概率已经降低，但使用磺达肝癸钠治疗的发生概率却增加了。因此，磺达肝癸钠的临床使用仍需进一步研究证明。

第三节 抗心肌缺血治疗

一、β 受体阻滞药

β 受体阻滞药按照其药性可划分为以下三种：

1. 选择性 β_1 受体阻断药物：包括阿替洛尔、美托洛尔和比索洛尔三类药物。

2. 非选择性药物：主要为竞争性阻断 β_1 和 β_2- 肾上腺素能受体，如普萘洛尔（心得安）等。

3. 共同作用于 β 和 α_1 受体的药物，如：卡维地洛、阿罗洛尔和拉贝洛尔等。另外，也可根据剂型分为口服和静脉两种。

（一）口服 β 受体阻滞药

1. 药理作用

β 受体阻滞药的作用机制以拮抗儿茶酚胺的心脏毒性为主，其对于心血管疾病的预防和保护作用也是多方面的。其作用机制包括以下六点：

（1）抗高血压作用：β 受体阻滞药的抗高血压作用主要体现在，能有效减少伴有心排血量，抑制生成血管紧张素 Ⅱ 和抑制释放肾素，阻断突触前 α - 肾上腺素能受体（减少从交感神经末端释放去甲肾上腺素），降低中枢血管运动活性。

（2）抗缺血作用：β 受体阻滞药的抗缺血作用主要体现在，其能够降低心率、心脏收缩力和收缩压，与此同时减少心肌耗氧量。进而达到延长舒张期，同时增加心肌灌注的目的。

（3）β 受体阻滞药对于阻断肾小球旁细胞的 $β_1$- 肾上腺素效果显著。其后，发挥抑制肾素释放的作用，并减少血管紧张素 Ⅱ 与醛固酮的生成量。

（4）β 受体阻滞药具有缩小左心室和提高左心室射血分数的作用，能够有效改善左心室的架构与功能。同时其可减慢心率，使儿茶酚胺诱导的游离脂肪酸的释放量减少，增加心肌能量代谢能力。

（5）抗心律失常作用：β 受体阻滞药具有直接的心电生理作用（如减慢心率、抑制异位起搏点的自发放电、减慢传导、延长房室结不应期等），抑制交感兴奋，减少心肌缺血，改善压力感受器功能和预防儿茶酚胺诱导的低血钾。

（6）降低猝死：可使心室颤动阈值升高 60% ~ 80%；阻断中枢交感神经，使外周交感神经兴奋性减弱，迷走神经兴奋性增强；降低心率，稳定心电活动。

2. 适应证

（1）心力衰竭：根据 2007 年慢性心力衰竭治疗指南，β 受体阻滞药的应用要点如下：①所有慢性收缩性心力衰竭，NYHA Ⅱ ~ Ⅲ 级，病情稳定及阶段 B，无症状心力衰竭或 NYHA Ⅰ 级（LVEF < 40%），均需用 β 受体阻滞药，且终生应用，除非有禁忌或不能耐受。②NYHA Ⅳ 级心力衰竭需待病情稳定（4 d 内未静脉用药，已无液体潴留并体重恒定）后，在严密监护下由专科医师指导应用。③应在利尿药和 ACEI 基础上，加用 β 受体阻滞药。应用低或中等剂量 ACEI 时，可尽早加用 β 受体阻滞药。④在应用 β 受体阻滞药治疗患者之前，应检查确认患者体内有无液体潴留存在，并确保利尿药物的剂量合理。⑤主张使用琥珀酸美托洛尔、比索洛尔和卡维地洛。最开始时应控制药物剂量，如琥珀酸美托洛尔 12.5 mg/d，比索洛尔 1.25 mg/d，卡维地洛 3.125 mg，2 次 / 天，每 2 ~ 4 周剂量加倍。结合患者实际症状，也可配合酒石酸美托洛尔使用治疗，从 6.25 mg、3 次 / 天开始。⑥患者接受 β 受体阻滞药治疗后，应逐渐增加到最大耐受剂量（用药后清晨静息心率 55 ~ 60 次 / 分）并在疗程内保持，患者的治疗效果显示在用药后的 2 ~ 3 个月后才能被检测出来，在接受 β 受体阻滞药治疗一年之后恢复检测最为理想。

（2）心绞痛：β 受体阻滞药具有显著的降低心肌耗氧作用和拮抗儿茶酚胺的致心律失常作用，能够有效提高室颤阈，减轻心脏血管损害，降低心肌再梗死率，改善梗死后左心室重构。

（3）急性心肌梗死：ACC/AHA 指南曾经明确指出，在使用 β 受体阻滞药治疗 ST 段抬高的 AMI 患者时，尤其当患者存在心动过速和高血压症状时，应立即

对患者施行静脉 β 受体阻滞药（ⅡB）治疗。对于存在早期心肌梗死病症患者，无论其接受溶栓治疗或直接 PCI 与否，一律立即给予口服 β 受体阻滞药（ⅠA）治疗。经临床验证，对大部分心肌梗死患者能够使用 β 受体阻滞药的靶目标剂量或最大耐受量（靶目标剂量或最大耐受量指：静息心室率控制在 50～60 次／分）。

（4）心肌梗死后二级预防：指南明确说明，所有心肌梗死患者，若无明确用药禁忌，都需要终身口服 β 受体阻滞药（ⅠA）。

（5）高血压：中国医药学专家通过对 β 受体阻滞药在治疗高血压病症时的临床表现和试验分析以及 2006 年英国 NICE/BHS 成人高血压指南的解读后，对该药物用以治疗高血压病症形成了几点共识。

①中国专家达成共识，认定 β 受体阻滞药用以治疗高血压，是安全有效的临床常规使用降压药之一。

在降压方面，β 受体阻滞药具有降低病死率、脑卒中和心力衰竭的患病率等方面的优势。

许多大规模临床治疗试验已经提供了充分的证据。国际高血压学会组织的第一与第二轮的前瞻性 BPLTTC 荟萃分析均显示，β 受体阻滞药在降低血压和降低心血管危险方面与 CCB 或 ACEI 无显著差别。

在 MAPHY 研究中，对 3 234 例轻中度高血压患者平均 4.2 年的随访显示，美托洛尔与利尿药具有相同的降压疗效，但总死亡率、心源性死亡和心源性猝死发生在美托洛尔组显著低于利尿药组（P < 0.05）。基于 β 受体阻滞药多年来治疗高血压的大量循证医学证据，国内外的高血压治疗指南均将 β 受体阻滞药推荐作为治疗高血压的有效药物。

②鉴于阿替洛尔在临床试验中所暴露的问题，除一些特殊人群（飞机驾驶员），一般不建议将其作为降血压治疗的首选用药。

③但目前使用 β 受体阻滞药进行治疗的患者，如血压稳定控制，应当继续使用，不宜换药。

④β 受体阻滞药对合并以下情况的高血压患者具有不可替代的地位，应当首选：快速性的心律失常（如窦性心动过速、心房颤动）、冠心病（稳定／不稳定型心绞痛、心肌梗死后）、心力衰竭合并高血压患者；交感神经活性增高患者（高血压发病早期伴心率增快者、社会心理应激者、焦虑等精神压力增加者、围术期高血压、高循环动力状态如甲状腺功能亢进、高原生活者等）；禁忌使用或不能耐受 ACEI/ARB 的年轻高血压患者。

⑤在临床用药中，注意尽量选用无内在拟交感活性、对 $β_1$ 受体选择性较高或兼有 α 受体阻断作用的受体阻滞药，以减少长期用药的不良反应。选择性 $β_1$

受体阻滞药和兼有 α 受体阻断作用的 β 受体阻滞药，不同于传统非选择性 β 受体阻滞药，它们对糖、脂代谢的影响以及对外周血管的影响相对较小，可以较安全、有效地应用于糖尿病合并高血压患者。

⑥ β 受体阻滞药与其他药物的合用，在降血压治疗中具有重要意义。β 受体阻滞药与长效二氢吡啶类 CCB 或 α 受体阻滞药的联合，不仅能获得协同降压作用，还能抑制 CCB 或 α 受体阻滞药引起的反射性交感神经兴奋；从靶器官保护的角度来讲，β 受体阻滞药与 ACEI 或 ARB 的联合，是目前推荐用于高血压合并冠心病或心力衰竭的标准治疗，ACEI 或 ARB 对糖代谢的有利作用，可能抵消 β 受体阻滞药潜在的对糖代谢的不利影响。

⑦无心力衰竭、心肌梗死的高血压患者，应避免大剂量 β 受体阻滞药与噻嗪类利尿药的单独联合，以减少引起糖、脂代谢紊乱的可能性。

⑧对代谢综合征和易患糖尿病且无心力衰竭或心肌梗死或快速性的心律失常（如窦性心动过速、心房颤动）的高血压患者，以及 60 岁以上的老年患者，不推荐 β 受体阻滞药作为初始治疗的用药选择。

（6）心律失常：β 受体阻滞药用于治疗非严重性的快速心律失常（如窦性心动过速）具有显著的疗效。尤其是对于窦性心动过速合并焦虑、心肌梗死、心力衰竭、甲状腺功能亢进、肾上腺素功能亢进状态等症状时，用 β 受体阻滞药治疗改善效果明显。

（7）主动脉夹层：在治疗主动脉夹层时，为使血流对主动脉的冲击以及左心室的收缩速率等减少和降低，防止病情恶化，应尽量同时采用 β 受体阻滞药和硝普钠治疗。

（8）心肌病：无论对于肥厚性心肌病患者抑或扩张性心肌病伴或不伴心力衰竭患者，β 受体阻滞药都是首选治疗药物，可明显减轻症状，改善患者病情。

（9）遗传性 QT 延长综合征（LQTS）：β 受体阻滞药是遗传性 QT 延长综合征患者的必服特效药，主张患者终身服用以控制症状。

（10）左房室瓣脱垂：推荐 β 受体阻滞药用于治疗左房室瓣脱垂。

（11）嗜铬细胞瘤及甲状腺功能亢进：使用 β 受体阻滞药治疗嗜铬细胞瘤及甲状腺功能亢进效果显著。比如，普萘洛尔具有拮抗儿茶酚胺作用；再比如，甲状腺功能亢进会导致甲状腺激素过量分泌，促进活性亢进，使用普萘洛尔后，甲状腺亢进症状可得到有效控制。

3. 禁忌证

（1）支气管痉挛性疾病（特指哮喘，一般慢性支气管炎，阻塞性肺气肿不在此列）。

（2）心动过缓（心率＜60次/分）。

（3）二度及以上房室传导阻滞（除非已安装起搏器）。

（4）有明显体液潴留，需大量利尿者，暂不用。

（5）重度间歇性跛行者。

4. 不良反应

（1）心血管系统不良反应：临床较为常见的心血管系统不良反应有低血压、心动过缓等。

（2）支气管痉挛：当服用非选择性 β 受体阻滞药时，由于 $β_2$ 受体被阻断，使支气管收缩，增加呼吸道阻力，会诱发或加重支气管哮喘的急性发作。

（3）低血糖反应：β 受体阻滞药不影响胰岛素的降血糖作用，但对正在使用胰岛素治疗的糖尿病患者，使用 β 受体阻滞药能延缓胰岛素引起低血糖反应后的血糖恢复速度，即产生低血糖反应，故糖尿病患者或低血糖患者应慎用此类药品。

（4）中枢神经系统不良反应：多梦、幻觉、失眠、疲乏、眩晕以及抑郁等症状，特别是脂溶性高的 β 受体阻滞药，易通过血脑屏障引起不良反应，如普萘洛尔。

（5）消化系统不良反应：腹泻、恶心、胃痛、消化不良、便秘等消化系统症状。少数患者可致脏层腹膜纤维大量增生。

（6）肢端循环障碍：少数患者出现四肢冰冷、发绀、脉搏消失，以普萘洛尔发生率最高。

5. 注意事项

（1）低血压：一般在首剂或加量的 24～48 h 发生。

（2）液体潴留和心力衰竭恶化：起始治疗前，应确认患者已达干重状态。如3 d 内体重增加＞2 kg 立即加大利尿药剂量。如病情恶化，可将 β 受体阻滞药暂时减量或停用，但应避免突然撤药，减量应缓慢，每2～4 d 减一次量，2 周内减完。病情稳定后，必须再加量或继续应用 β 受体阻滞药，否则将增加死亡率。如需静脉应用正性肌力药，磷酸二酯酶抑制药比使用 β 受体激动药更合适。

（3）突然撤药可能导致临床症状恶化：出现以下情况时应临时停药：①收缩压明显下降（＜75 mmHg）。②左心衰竭体征恶化，对利尿药加量无效。③三尖瓣关闭不全引起肝瘀血或周围水肿明显加重。④出现窦性心动过缓或传导阻滞的患者，剂量调整要个体化，比其他患者调整剂量要慢一些。

（4）心动过缓和房室传导阻滞：如心率＜55 次/分伴有眩晕等症状或出现二或三度房室传导阻滞，应将 β 受体阻滞药减量。

6. 安全应用

（1）对于急性心肌梗死（AMI）患者的治疗而言，β 受体阻滞药是救命特效药物，是挽救患者的不二之选。在 PAMI、Stent-PAMI、Air-PAMI 及 CADILLAC 研究的资料中，已有明确研究结论证实这一点。由于对于急性心肌梗死患者，在其接受再灌注治疗之前使用 β 受体阻滞药能够明显降低死亡率，因此目前所有国家和地区的使用指南均将 β 受体阻滞药作为治疗 AMI 患者的首选药物。

（2）对于临床的心肌梗死后二级预防治疗，经验证，具有有益结果的是普萘洛尔、美托洛尔、噻吗洛尔、醋丁洛尔和卡维地洛等，而阿替洛尔、氧烯洛尔等的有益结果尚需进一步验证。

（3）对于临床的高血压降压治疗而言，早在 2006 年，曾有一份英国指南明确指出 β 受体阻滞药已不是降压治疗的首选药物。研究人员通过与其他降压药物对比分析发现，用 β 受体阻滞药降压治疗后的患者，并发症的危险性和发病率有明显上升趋势。

（4）对于心肌梗死和心力衰竭的治疗，Framingham 通过近 30 年的临床研究发现，β 受体阻滞药可显著降低心肌梗死和心力衰竭患者的猝死发生率。而猝死的发生主要原因在于心律失常，尤其是室性快速性心律失常。

（5）研究发现，β 受体阻滞药具有对胰岛素分泌、胰高血糖素释放以及肌肉组织对葡萄糖的摄取功能的抑制效果，能使得血糖、胆固醇和甘油三酯等升高，进而影响糖、脂代谢。但研究人员同时发现，若长期使用 β 受体阻滞药治疗，其对基线和刺激后的血浆胰岛素的分泌水平几无影响。从理论角度分析可知，β 受体阻滞药对 β_1 受体的选择性与其对糖、脂代谢的影响程度成反比。随着用药剂量的增大，选择性 β 受体阻滞药仍然存在剂量依赖性的 β_2 受体阻断作用。

（6）对于心功能Ⅳ级的患者的治疗，若增加 β 受体阻滞药使用剂量，则存在血流动力学恶化的可能性。但这并不代表患者最终不能耐受 β 受体阻滞药的治疗。

（7）在临床治疗时，若有低血压症状出现，首先需要考虑的不是减少 β 受体阻滞药的剂量，而是考虑降低一些用于血管扩张药物的剂量，如硝酸酯类、钙拮抗药等。当患者使用 β 受体阻滞药治疗后出现呼吸困难、乏力、水肿、体重增加等症状，首先要增加利尿药和 / 或 ACEI 剂量，若此后效果仍不明显，应暂缓使用 β 受体阻滞药。

（二）静脉 β 受体阻滞药

1.适应证

（1）急性心肌梗死：对于急性心肌梗死患者，若无禁忌证状，应终身服用 β 受体阻滞药治疗（ⅠA）。

静脉 β 受体阻滞药治疗适用于以下几类患病人群：①缺血性疼痛对吗啡等药物反应较差者；②缺血复发者；③需控制高血压、心动过速和心律失常的患者等。

（2）极快速心律失常：大多数的极快速心律失常都是 β 受体阻滞药治疗的适应证。当有极快速心律失常症状发生时，患者应立即接受静脉注射 β 受体阻滞药治疗。极快速心律失常通常包括以下四种：①围术期心律失常；②心房颤动伴快速心室率；③电复律后复发时的预防性用药；④心肌梗死、洋地黄中毒、甲状腺毒症和嗜铬细胞瘤等高交感性心血管疾病伴发的快速性心律失常。

2.用法

（1）急性心肌梗死：若早期的急性心肌梗死患者没有禁忌，应尽快以每分钟 1 mg 的速度缓慢静脉注射美托洛尔，1 支 5 mg，最多 3 支 15 mg。每注射 5 mg 后间隔观察 5 min，如果心率下降至 50 次/分以下或收缩压小于 90 mmHg，则停止后续注射，否则完成 3 支静推。若静脉注射 15 min 后，患者血流动力学稳定，则此后前期开始长期口服美托洛尔治疗，6 h 一次，每次 50 mg，持续 48 h。48 h 后，改为每天 2 次，每次 100 mg。

（2）室上性快速心律失常：症状一旦出现，需立即采取急救措施，推荐使用美托洛尔或普萘洛尔静脉注射，一般用药后 20 min 内即可使患者恢复正常心律。此外，也可适量使用艾司洛尔静点维持，但其效果不如美托洛尔等显著。

（3）围术期心律失常

①术前：对没有长期服用 β 受体阻滞药者，术前数天或数周口服美托洛尔 50 ~ 100 mg/d，或阿替洛尔 50 ~ 100 mg/d，将静息心率逐渐控制在 55 ~ 65 次/分。已经长期口服 β 受体阻滞药者继续服药，必要时调整剂量使心率达到靶目标。

②术中：无论术前是否长期服用 β 受体阻滞药，麻醉前 30 min，如果心率 > 55 次/分，收缩压 > 100 mmHg，同时不合并心功能不全、三度房室传导阻滞和支气管哮喘，即以平均每分钟 1 mg 的速率缓慢静推 1 支 5 mg 美托洛尔或阿替洛尔。之后观察 5 min，若患者情况仍符合上述条件再给第 2 支或第 3 支以使心率达标。

③术后：若患者是血流动力学稳定者，却不能口服药物，则推荐静脉注射美托洛尔或阿替洛尔 2 次/天，剂量为 5 ~ 10 mg/次，可使心率恢复正常；如患者血流动力学不稳定则推荐艾司洛尔治疗，先给负荷量 500 μg/（kg·min），1 min

内推完，之后按 50 ~ 200 μg/（kg·min）静点维持，可使心率恢复正常。

不存在上述用药问题的患者可以采用口服美托洛尔或阿替洛尔方式长期治疗，随着病情逐渐好转而逐渐减少口服剂量直至最终彻底停药。

3. 安全应用

（1）静脉 β 受体阻滞药治疗可用于治疗房室结折返性阵发性心动过速，当预激综合征并阵发性室上性心动过速症状出现时，存在以下两种可能的情况：①房室结可作为前传支传导。此时通过静脉注射 β 受体阻滞药可有效减轻症状；②旁道作为前传支传导。此时阵发性室上性心动过速的室率常高达 240 ~ 300 次 / 分，易伴发心室颤动等情况，使用静脉注射 β 受体阻滞药虽不能减轻症状，但也不会导致症状恶化。

（2）选择性的 β₁ 受体阻滞药美托洛尔、阿替洛尔和超短效的艾司洛尔的静脉制剂，已被证实可安全、有效地用于围术期心律失常的高危患者的治疗。所谓"高危患者"是指合并下列情况之一者：①有缺血性心脏病，如心肌梗死、心绞痛、运动试验阳性、舌下含服硝酸甘油、心电图上有 Q 波、PCI、冠状动脉旁路移植术等病史者。②脑血管病，如短暂性脑缺血、脑卒中发作病史。③需胰岛素治疗的糖尿病。④慢性肾功能不全（血肌酐＞ 177 mmol/L）。⑤外科高风险手术，或者虽无明确病史但有以下 2 条或以上者：年龄 65 岁或以上者，高血压；正在吸烟者，血清总胆固醇＞ 6.24 mmol/L，有糖尿病但尚未开始胰岛素治疗者。

二、钙通道阻滞剂

（一）硝苯地平

1. 适应证

硝苯地平常用于降血压以及各种心绞痛治疗。例如，冠状动脉痉挛所致的心绞痛和变异型心绞痛或冠状动脉阻塞所致的典型心绞痛或劳力型心绞痛。

2. 用法与用量

成人常用量如下：

（1）片剂：口服，开始 10 mg/ 次，3 次 / 天，每 1 ~ 2 周递增剂量 1 次，渐增至最大疗效而能耐受的剂量。长期住院治疗患者可在观察监护情况下每隔 4 ~ 6 h 增加 10 毫克剂量。如有必要，剂量增加最快在 3 d 内完成，但每天最大用药剂量应控制在 120 mg 以下，每次最大剂量控制在 30 mg 以下。

（2）缓释片：口服，10 ~ 20 mg/ 次，2 次 / 天。

（3）控释片：口服，30 ~ 60 mg/ 次，1 次 / 天。

3. 不良反应

不良反应按出现概率可分为较多见、较少见和罕见三种情况。多见的情况是踝、足及小腿肿胀，这种情况用利尿药即可治疗；较少见的症状是呼吸困难、咳嗽、哮鸣、心跳快而重；罕见的症状是胸痛、昏厥、胆石症、过敏性肝炎等。

4. 注意事项

（1）禁忌证：患者在以下症状发作后的4周内，严禁服用本品治疗。包括：钙通道阻滞药过敏者、严重主动脉狭窄者、低血压患者、心源性休克患者、孕妇、哺乳期妇女、不稳定型心绞痛患者以及急性心肌梗死患者。

（2）慎用：对于存在不可逆肾衰竭患心力衰竭、恶性高血压、糖尿病者、胃肠高动力状态或胃肠梗阻以及接受透析治疗患者，应慎用缓释剂型。

（3）老年患者使用本品时应注意半衰期延长的可能性。

（二）苯磺酸氨氯地平

1. 适应证

高血压病；慢性稳定型心绞痛或血管痉挛性心脏病。

2. 用法与用量

（1）对于高血压和心绞痛患者，推荐使用初始剂量为 2.5 mg，1 次 / 天；其后应观察患者的临床反应，视实际情况而定，本品最大耐受剂量为 5 mg，1 次 / 天。

（2）本品与噻嗪类利尿剂、β 受体阻滞剂和血管紧张素转换酶抑制剂合用时不需调剂量。

（3）心绞痛：每次 5 ~ 10 mg，1 次 / 天。

3. 不良反应

经临床检验，患者对本品的耐受度良好。

（1）使用本药物后，头痛、疲劳、恶心、腹痛、面红、心悸和头晕等不良反应较为少见。

（2）使用本药物后，呼吸困难、瘙痒、肌肉痉挛、消化不良以及无力等不良反应极为少见。

（3）使用本药物后，心肌梗死或胸痛的不良反应极为少见。

（4）尚未发现与本品有关的实验室检查参数异常。

4. 注意事项

（1）禁忌证：存在对本药物过敏、严重的低血压、主动脉狭窄、肝功能不全以及对其他钙通道阻滞药过敏的患者，应谨慎用药。

（2）慎用：充血性心力衰竭患者（尤其是与 β 肾上腺素受体阻断药合用时）。

（3）儿童、孕妇应谨慎用药。

（三）非洛地平

1. 适应证

（1）适用于中度或轻度原发性高血压治疗。

（2）缺血性心脏病（如心绞痛）。

2. 用法与用量

口服情况：起始剂量 2.5 mg，2 次 / 天，或遵医嘱。常用维持剂量为 5 mg/d 或 10 mg/d，可根据病情进一步增加剂量，或加用其他降压药。

缓释制剂：初用剂量 5 mg/ 次，一日一次，使用期间医师可以根据患者的情况酌情减少或增加剂量，用量控制在 2.5 mg/d ~ 10 mg/d。每两次调整剂量时间间隔应在 2 周及以上。

3. 不良反应

（1）如用药剂量增加，部分患者会出现面色潮红、头晕、头痛、心悸和疲劳等暂时性现象，用药适应后消失。

（2）用药后一定概率引起轻微牙龈肿大，剂量变更后容易出现踝肿、牙龈炎症或牙周炎等症状。

（3）一定概率引起皮疹、瘙痒。

（4）用药后可能会产生低血压、心动过速症状，不过概率极小，免疫力低下者可能会引起心肌缺氧。

4. 注意事项

（1）禁忌证：对本药以及各种钙通道阻滞药过敏者禁用，低血压、主动脉狭窄、孕妇禁用。

（2）慎用：患有心绞痛、低血压的病人应谨慎用药，患有充血性心力衰竭的病人应当注意是否与其所用的其他药物冲突，肝功能不全、肠胃疾病（如胃肠梗阻）在采用缓释剂型用药方式时应当谨慎。

（3）妇女在服用本药期间禁止哺乳。

（四）盐酸地尔硫卓

1. 适应证

本品可用于治疗高血压、各类心绞痛，采用静脉注射方式可用于控制心房颤动的心室率，肥厚性心肌病。

2. 用法与用量

口服，常用量：30 ~ 60 mg/ 次，90 ~ 180 mg/d。静脉注射：成人用量初次为 10 mg，临用前用氯化钠注射液或葡萄糖注射液溶解，稀释成 1% 浓度，在 3 min 内缓慢注射，或按体重 0.15 ~ 0.25 mg/kg 计算剂量，15 min 后可重复，也可按体重每分钟 5 ~ 15 μg/kg 静脉滴注。

3. 不良反应

最常见的不良反应及发生率为水肿（2.4%）、头痛（2.1%）、恶心（1.9%）、眩晕（1.5%）、皮疹（1.3%）、无力（1.2%）。不常见的（＜1%）有以下情况：

（1）心血管系统：心绞痛、心律失常、房室传导阻滞（一、二、三度）、心动过缓、束支传导阻滞、充血性心力衰竭、心电图异常、低血压、心悸、晕厥、心动过速、室性期前收缩。第一，服用此类药物会导致房室交界不应期延长，有可能使患有病窦综合征的患者的窦房结恢复时间出现显著延长，不过对其他病人并无此效果。有极小的概率使病人产生异常的心率减缓，病窦综合征患者更易发生此情况。同时有极小的概率导致二度或者三度房室传导阻滞。若与洋地黄或者 β 阻滞剂同时使用，能够在心脏传导上产生协同作用。第二，此药具有减弱心肌收缩力的作用，不过研究结果中并未显示此药会对心室功能正常的人产生心脏指数降低等负性作用。同时，心室功能受损的患者服用此药的效果数据不多，因此这类患者应当谨慎。低血压患者使用此药有一定概率出现症状性低血压问题，因此应当谨慎。

（2）神经系统：出现性格多变、感觉异常、神经质幻觉、失眠或者嗜睡、多梦、记忆力减退、抑郁、行动异常、震颤等症状。

（3）消化系统：使用此药对患者消化系统产生的影响较大，患者有可能出现食欲减退、消化不良、便秘腹泻等症状，同时出现味觉障碍、易口渴、易呕吐等问题。极小部分患者在用药期间会产生肝损害症状，同时伴随碱性磷酸酶、乳酸脱氢酶等指标上升的情况，停药之后症状消失。

（4）皮肤：用药期间可能出现部分皮肤瘙痒、产生瘀点等症状，有可能引发荨麻疹、光敏感等病症，注射药物皮肤附近可能出现局部发红现象。

（5）其他：使用本药患者可能会出现弱视、耳鸣、呼吸困难、鼻出血等五官损伤，可能引发血糖增高、阳痿、多尿等症状，肌痉挛、骨关节疼痛等症状也可能出现。

（6）少见症状：使用本药物极小概率会出现头发脱落、牙龈增生、溶血性贫血、伤口不易愈合、锥体外系综合征、紫癜等病症，以上现象只在极个别患者身上出现过。

4. 注意事项

（1）禁忌证：对本药过敏者、对其他钙通道阻滞药过敏者、病态窦房结综合征患者、心源性休克患者、急性心肌梗死同时伴有肺充血患者、存在房室旁道（如 WPW 综合征、LGL 综合征）或短 PR 综合征患者合并心房颤动或心房扑动时禁止静脉给药，室性心动过速者禁止静脉给药，严重充血性心力衰竭患者、严重心肌病患者、室性心动过速患者（宽 QRS 波 > 0.12 s 的心动过速患者）使用钙通道阻滞剂可能会出现血流动力学恶化和室颤，对新生儿不得使用含苯甲醇的注射剂，不适用于孕妇或者计划妊娠者。

（2）慎用：低血压、充血性心力衰竭、急性心肌梗死、心肌病患者慎用，左心功能不全同时使用 β 肾上腺素受体阻断药的患者、一度房室传导阻滞者慎用，严重心动过缓患者中心率低于 50 次 / 分者慎用，胃肠动力增高或者肠胃梗阻者慎用缓释剂，严重肝或肾功能不全者慎用。

（3）哺乳期妇女在用药时应当停止哺乳。

（4）用药期间以及用药前后应注意：长期用药者应当定期监测肝肾功能；使用注射剂时要持续进行心电监护、频测血压，同时配置心脏复律除颤器等急救措施，以防出现问题。

（五）维拉帕米

1. 适应证

（1）口服：适用于各类心绞痛、高血压、肥厚型心肌病，稳定心房扑动和颤动的心室率，预防阵发性室上性心动过速。

（2）静脉注射：治疗快速性室上性心律失常；用于减缓心房扑动或心房颤动的心室率；将阵发性室上性心动过速转为窦性。

2. 用法与用量

（1）口服：成人每次 40 ~ 80 mg，一日服用 3 ~ 4 次，维持剂量为 40 mg/ 次，一日 3 次。

（2）静脉注射：每次注射剂量为 5 ~ 10 mg，10 min 内缓慢静脉注射，医生可根据病人情况采用间隔 10 ~ 15 min 重复 1 ~ 2 次的用药方式，若有效果则改为口服方式，若无效则立即停用。给儿童采取静脉注射的方式时，应将剂量控制在 0.1 ~ 0.3 mg/kg/ 次，15 min 后按照此药量重复给药 1 次，若无效则立即停用。

3. 不良反应

采用推荐剂量，逐渐向上调整的用药方法不易产生严重不良反应。极小概率产生便秘、眩晕、头痛、窦性心动过缓、一度、二度或三度房室阻滞、皮疹、乏力、心悸、转氨酶升高等症状，伴或不伴碱性磷酸酶和胆红素的升高，这种升高有时是一过性的，甚至继续使用维拉帕米仍可消失。发生率＜1%的不良反应有低血压、心动过速、潮红、溢乳、牙龈增生、非梗阻性麻痹性肠梗阻等。

4. 注意事项

（1）禁忌证：对本药过敏、心源性休克、严重低血压（收缩压＜90mmHg）、充血性心力衰竭（继发于室上性心动过速而对本药有效者除外）、左心衰竭、急性心肌梗死并发心动过缓、严重心脏传导功能障碍（如二或三度窦房或房室传导阻滞）、病窦综合征（已安装心脏起搏器并行使功能者除外）、预激综合征伴心房颤动或心房扑动（用本药偶尔可转复为窦性心律，但也可能使更多的心房冲动经旁路进入心室而增加心室率，甚至诱发室颤）、妊娠妇女。洋地黄中毒者禁用注射剂，以免导致致命性房室传导阻滞。

（2）慎用：心动过缓（心率低于每分钟50次）、一度房室传导阻滞、伴室性心动过速、轻度心力衰竭（给本药前须先用洋地黄及利尿药控制心力衰竭）、轻至中度低血压（本药的周围血管扩张作用可加重低血压）、严重肝功能不全、肾功能损害、支气管哮喘、进行性肌营养不良、颅内压增高、儿童。

（3）哺乳期妇女用药时应停止哺乳。

三、硝酸酯类药物

硝酸酯类药物的药理作用如下：①治疗高血压危象；②改善心室重构；③保护血管内皮；④防止过氧化；⑤抑制血小板聚集；⑥抑制低密度脂蛋白过氧化；⑦使血液流向心内膜的易损区；⑧降低心脏前后负荷；⑨用于成人呼吸窘迫综合征；⑩抑制白细胞黏附于血管内皮；⑪扩张冠状动脉。

硝酸酯类药物具有缓解心肌缺血、增加侧支循环、扩张冠状动脉、减轻心脏负荷、抗血小板等作用，因此常用于治疗心绞痛、急性心衰、心肌梗死、有症状的二尖瓣反流等症状。无症状主动脉瓣关闭不全同时伴有左心室扩大且收缩功能正常的患者可以长期使用以延长代偿期。硝酸酯药物不适用于治疗无症状的二尖瓣反流患者以及慢性心衰。并且，在我国心衰患者的治疗过程中不适合使用硝酸酯药物与肼苯达嗪合用的治疗方式。除此之外，硝酸酯类药物在降低由先天性心脏病引起的肺动脉高压上效果较好，采用冠状动脉注射的方式可以治疗冠状动脉无复流症状。但是，长期使用此类药物有可能产生耐受性，导致药效不达理想。对此可以尝试改变常规服药的方式，如采用偏心给药法。

第四节　其他治疗

一、强心药物

（一）洋地黄类强心药

此类药物常用于治疗收缩性心力衰竭，使用此类药物能够改善患者的心力衰竭症状和体征，在一定程度上提高患者生活质量，降低再住院率，对病死率无显著影响。但是洋地黄最适用的症状是，心力衰竭合并快速性心房颤动。而地高辛则比较适用于慢性心衰的后期，在使用 ACEI、利尿剂和 β 受体阻滞剂时疗效仍不理想时使用，或与此三类药物合用。

洋地黄禁止应用于治疗早期的急性心肌梗死并存的心功能不全，尤其是开始 24 h 内。原因在于，洋地黄不能改善患者的预后，相反会增加患者发生不良反应事件的概率，使患者增加发生恶性心律失常事件的概率。

之前，在控制心房颤动患者的心室率方面，洋地黄与非二氢吡啶类钙离子拮抗剂（维拉帕米或地尔硫卓）、β 受体阻滞剂两种药物相当。但是经过多年实践之后，现在医学界主张首选 β 受体阻滞剂与和非二氢吡啶类钙离子拮抗剂，洋地黄成为次选药物，但是，如果患者快速性心房颤动合并心力衰竭，就应当将洋地黄作为首选药物。

在 2005 年发布的 ACC/AHA 慢性心力衰竭指南中，洋地黄的使用证由 Ⅰ 类降为 Ⅱ B 类，即由强指征转为偏向使用。美国 FDA 则重新界定了地高辛的应用范围：地高辛适用于改善患者心力衰竭的临床症状，应当与 ACEI、利尿剂和 β 受体阻滞剂联合应用；对于急性心衰患者，只有在合并有快速心室率的心房颤动情况下，才考虑使用地高辛；地高辛不适用于窦房阻滞、Ⅱ度或高度房室传导阻滞无永久性起搏器保护的患者，也不推荐用于无症状的左室收缩功能障碍（NYHA Ⅰ级），原因在于尚无案例证明地高辛对此类患者有益。地高辛的安全浓度也由 0.5 ~ 2 ng/mL，平均 1.4 ng/mL 重新界定为 0.5 ~ 0.1 ng/mL。与此同时，欧美医学界相关指南也对地高辛维持量的服用方法进行改进，由之前的 0.25 mg/d，调整为 0.125 mg/d，调整之后治疗效果并没有明显区别，但是大大降低了洋地黄中毒的概率。我国 2007 年末公布的《慢性心力衰竭诊断治疗指南》则建议将地高辛的维持量定为 0.125 ~ 0.25 mg/d。在控制心房颤动的心室率时，可以适当加大药量至

0.375 ～ 0.50 mg/d。而对于肾功能逐渐衰退的 70 岁以上老年患者则采用 0.125 mg，1 次 / 天或隔日 1 次的药量。

（二）非洋地黄类强心药

目前医学界认为非洋地黄类强心药只适用于外周低灌注（低血压、肾功能下降）和终末期心力衰竭的患者，且首选药物应为利尿剂和血管扩张剂。非洋地黄类强心药物中，中小剂量的多巴胺对患者有利，增大剂量后则会增加心脏左室后负荷，对患者不利。多巴酚丁胺的外周作用比多巴胺较弱，但是对正在使用 β 受体阻滞剂的患者可能需要增加剂量。而磷酸二酯酶抑制剂不受 β 受体激动剂的影响，因此可以与多巴酚丁胺合用。

磷酸二酯酶抑制剂氨力农、米力农以及 β 受体激动剂多巴胺、多巴酚丁胺等药物，只能短时间缓解心力衰竭症状，长期应用则会增加病死概率。因此，目前主张连续使用此类非洋地黄类物，最好控制在 5 d 以内。

二、利尿药物

（一）治疗心力衰竭

利尿剂对治疗心力衰竭十分重要。在治疗急性心衰以及急性肺水肿时，强效利尿剂是最好的选择，如呋塞米能够快速扩张静脉系统，增强利尿作用，从而减轻循环血量和回心血量，减轻肺瘀血症状。当前医学界认为，对于患有心力衰竭的患者，最好使用利尿剂治疗。其中，对于心衰较轻或者中度的患者，建议使用氢氯噻嗪类利尿剂，中度心衰或者出现肾功能异常的患者，建议使用呋塞米静注或静滴。

（二）治疗高血压

利尿剂是目前主要的基础抗高血压药物之一。利尿剂在降压方面作用良好，并且能够显著降低高血压患者的其他并发症和病死概率。在降低高血压脑卒中病发概率方面，噻嗪类利尿剂优于 β 受体阻滞剂，其效果与血管紧张素转化酶抑制剂和钙离子拮抗剂相当。

利尿剂使用过程中应注意结合使用，防止患者体内水电解质平衡紊乱。如果噻嗪类利尿剂疗效较小，或者病人肾功能不全，医生可以根据情况决定改用其他药剂，如呋塞米等袢利尿剂。不过应当注意，噻嗪类利尿剂有一定概率导致或加剧痛风，对糖尿病症状以及血脂也可能产生影响。如果长时间服用此类药物有可能产生胰岛素抗药性、使糖尿病发病概率增加。

三、调血脂药物

调血脂类药物可分为五类：贝特类、胆酸络合剂、烟酸类、他汀类以及其他制剂。目前医疗中常见的药物是他汀类以及贝特类，这两种药物在调血脂方面十分实用，效果良好，对于预防心血管疾病、降低病死率效果良好。他汀类药物在临床上疗效十分显著，因此备受医学界重视。近年来研究发现，贝特类调脂药对血浆 TG 升高和 HDL-C 降低这两种类型的血脂异常疗效更好。

他汀类调血脂药物具有作用多向性效应，在心血管病的一、二级预防中起着重要作用。他汀类是一类对心血管系统具有全面保护作用、安全性好、不良反应少、疗效确切的高效调血脂药物。他汀类的多器官保护作用使之已成为心血管病防治中的基础药物之一。

HPS 试验结果显示，无论患者的年龄、性别、胆固醇基础水平、是否合并糖尿病或有过脑卒中，服用辛伐他汀 40 mg/d，平均治疗 5.3 年，结果使总病死率降低 13%，冠心病引起的死亡减少 18%，心血管病的危险性减少 1/3；并且，使每 1 000 例糖尿病患者中有 70 人、每 1 000 例已患心肌梗死者中有 100 人、每 1 000 例其他类型冠心病患者中有 80 人、每 1 000 例患过脑卒中者中有 70 人免于心脏病、脑卒中或其他主要心血管疾病。

AHA/ASA 卒中 /TIA 预防指南（2008）积极推荐使用他汀类对卒中 /TIA 患者进行一、二级预防，并明确指出，冠心病或症状性动脉粥样硬化疾病的患者，应将 LDL-C 降至 < 100 mg/dl，非常高危患者应将 LDL-C 降至 < 70 mg/dl。

第八章 急性 ST 段抬高型心肌梗死长期治疗

第一节 心理干预

STEMI 作为一种心身性疾病，严重受心理因素影响。多年医学实践证明，人的情绪和精神与此病相关，情绪低落、精神紧张极易诱发 STEMI。心肌梗死会导致机体产生应激状态，从而使交感活性升高，心肌缺血症状严重，对病人的心功能产生严重不良影响。心率变异性（HRV）是人体窦性心搏周期出现微小变化的现象。这种变化有一定规律，表示人体能够根据不同的环境调节心脏。HRV 的量化分析常用于检测心脏自主神经的状态，在医学实践中十分重要。20 世纪 80 年代，Kleiger 等报道显示，HRV 分析能够反映交感与副交感神经之间的平衡状态，这也是预测 STEMI 预后的指标。医学研究显示，心理干预对于改善患者 HRV 效果良好，对改善患者心功能也有效果。

研究显示，心肌梗死后使患者心脏自主神经分布产生不均一重构的现象，梗死中心区交感神经极易出现问题，而周围区域的心肌则常出现活跃交感神经再生的情况。因而这些区域交感神经的密度大于迷走神经纤维，从而导致肾上腺素以及去甲肾上腺素水平增加，进而使心脏电生理不稳定、心功能下降。在这种情况下，心理干预能够在一定程度上提高患者的 HRV，进而改善患者的心功能水平。另一方面，心理干预能在一定程度上使患者更积极地参与治疗，督促患者改变生活习惯，积极配合治疗。心理干预也是促进医患沟通的良方，医患加强沟通能够让患者减低精神压力，以更好的心态面对治疗，树立医治信心。试验表明，β受体阻滞剂不仅能够治疗心血管疾病，也能提高患者的 HRV，这类药物也包括 ACEI。

从以上分析可得出结论，心理干预能够改善心功能，调节患者交感神经张力，提高治疗依从性进而对患者的心功能进行改善。心理干预简单易行，无任何副作用，能够极大地提高患者满意程度。

第二节　心脏康复

心脏康复计划是指通过一定方式限制心脏病产生的生理效应和心理效应，使患者的猝死或者再梗死的危险减低，控制病人的心脏病症，稳定甚至减轻动脉粥样硬化的程度，同时提高部分特定患者的心理素质和工作能力。心脏康复计划是涉及多方面的综合计划，其中包括处方运动、医疗评估、心脏危险改善等。实施形式也多样化，在医院或者在公共场合都可以。临床病症稳定的危险程度低的患者可以独自进行康复计划，并且定期接受专业人士的指导。其运动也可以自己进行，包括自行车训练、健美体操、散步或者慢跑等。家庭内运动训练对部分低危险患者有益，并且兼具方便省钱的优点，但是在教育意义方面有所欠缺。

实践证明，只进行运动干预与一般治疗相比，能够降低患者的死亡率 [随机效果模型 OR 0.73（0.54，0.98）]。综合性心脏康复也能够降低所有原因的死亡率，但是程度上不如只进行运动干预 [OR 0.87（0.71，1.05）]。不过这两种干预对非致死性心肌梗死的发生都没有明显影响。通过学者的研究可知，虽然以运动为基础的心脏康复能够减少心脏死亡，但是运动型心脏康复和综合型心脏康复哪个更好却没有权威论断。而此研究的主要人群为男性、中年低危患者。因此其他年龄、性别、病症的患者是否能在干预中获益不得而知。不过由于研究报告本身的限制，且失访率高，这些结论也存在局限性。

心脏康复包括运动训练、教育、咨询以及行为干预，可以提高运动耐受性，降低严重心血管并发症的出现，改善心绞痛、心力衰竭等症状，同时改善血脂水平，同时与减少吸烟与戒烟的计划结合，减少患者应激状态，使患者接受度增高。

第三节　医院随访与其他活动

一、医疗随访

1.随访时医生应当了解病人是否有心脏病症状以及心脏功能状态。

2.随访时医生应根据患者当前病症，重新为患者制订用药情况，注意适当调整 ACEI、β 受体阻滞剂及他汀类药物的使用及用量。

3. 随访医生应当审核患者出院前的危险评估及治疗方案并继续实施，同时为在 STEMI 后早期射血分数 ≤ 0.31 ～ 0.40 的患者评估左心功能并进行动态心电图监测，并评估是否能够植入 ICD。

4. 随访医务人员应当向病人及其家属再次申明二级预防的原则。

5. 随访医务人员应当密切注意患者的心理状态，如抑郁、失眠、焦虑等，并了解其社会支持环境。

6. 随访过程中，医务人员应当详细了解患者的日常生活作息情况，包括体力活动、恢复工作、性生活状况以及乘坐飞机、驾驶等出行情况，并给出指导性建议，还要提高活动者的 MET 水平。

7. 随行医生应当了解患者与患者家属是否希望在出院后参加心肺复苏培训计划。

8. 医务人员还应当与患者家属详细讨论患者的情况，包括以下内容：

（1）患者心脏病病情及危险程度。

（2）如何判断患者是否有 STEMI 症状。

（3）提醒患者家属如果患者在病发 5min 后仍不能缓解甚至加重的话，应立即拨打 120 呼救，即使是在不能肯定症状或者存在潜在窘迫的情况下。

（4）制订预计划，以便于能够迅速识别心脏病症状并进行迅速处理，包括拨打急救电话和联系医疗急救系统。

9. 建议患者在出院后参与系统性的心脏康复计划。

对于患者及患者家庭而言，医师对患者的建议和支持非常重要。因此，一般在患者出院后 20 ～ 40d 后，医生应当对患者进行随访，以便对患者的治疗进展状况进行评估。

同时，医师应当耐心听取患者及其家属对病情及相关问题的描述，并对他们的疑问进行解答。同时根据病人的实际情况以及身体状况，适时为患者预约门诊，以便更好地达到患者的医治目标。

二、恢复工作与致残

目前，患者恢复工作的比例在 63% ～ 94% 之间，并且还再提升，因为他们受诸如对工作的满意程度、收入稳定性和公司政策的影响。PAMI- II 是一项对 STEM 低危（即年龄 < 70 岁、射血分数 > 0.45、单支或两支血管病变并且 PCI 结果良好）患者进行 PCI 的研究，它鼓励患者术后两周恢复工作。实际时间未报道，但采取此策略未发生严重事件。

有证据显示STEMI后心脏康复计划能降低死亡率，而且能改善身心健康。前瞻性研究表明，非常想恢复工作的心脏康复患者，较对照组患者恢复工作的时间早。

在帮助病人恢复工作的过程中，心功能状态并不是最重要的依据。病人的年龄、糖尿病等症状都决定了病人能否恢复工作。同时，患者的心理状态，如信任、稳定的工作状态、患者对康复的渴望对促进康复意义都很大。

从目前的医疗资料中可以得知，患者积极介入对治疗过程和治疗效果影响很大。不过在如今的研究中，仍不能确定STEMI后早期心功能改善，能否提高患者恢复工作的概率，毕竟影响患者致残以及恢复工作存在许多心脏以外的因素。

三、其他活动

如果患者希望早日恢复体力活动，必须保证活动的安全性。在这方面可以通过完成分级运动试验的情况与期望体力活动需要的MET水平进行对比来判定。表8-1列出大部分日常活动所消耗的能量水平。该表及类似的表格可以根据完成分级运动试验的情况，帮助确认患者安全地完成日常活动。

表8-1　一些日常活动所需要的能量水平

< 3个代谢当量	3 ~ 5个代谢当量	5 ~ 7个代谢当量	7 ~ 9个代谢当量	> 9个代谢当量
生活				
洗衣 刮胡子 缝纫 桌面工作 洗碗 开车 轻微家务劳动	擦窗户 搅拌 电动修剪草坪 床上交欢 携物（15~30磅）	花园整地 手动修剪草坪 爬楼梯（慢） 携物（30~60磅） 卖力挖地	锯木头 重铲地 爬楼梯（中速） 携物（60~90磅）	携重物（>90磅） 爬楼梯（快速） 铲厚雪
工作				
坐姿工作 打字 案头工作 站立（商场售货员）	码放货架（轻物） 修车 轻微焊工木工	木工（户外活动） 锯木头 操作风动工具	挖沟	伐木 重体力劳动

（续　表）

＜3个代谢当量	3~5个代谢当量	5~7个代谢当量	7~9个代谢当量	＞9个代谢当量
休闲				
高尔夫 编织 手工缝纫	跳舞（社交） 高尔夫（步行） 划船 网球（双打） 排球（6人）	羽毛球 网球（单打） 滑雪（下山） 轻度挑运 篮球 足球 溪流垂钓	划独木舟 登山 水球	手球 壁球 滑雪 对抗性强的篮球比赛
体育运动				
散步(2英里/h) 骑车 非常轻微的柔软体操	平原散步(3~4英里/h) 平原骑车(6~8英里/h) 轻微的柔软体操	平原散步（4.5~5英里/h） 自行车（9~10英里/h） 游泳，蛙泳	平原慢跑（5英里/h） 游泳，自由泳 划船 重柔软体操 自行车（12英里/h）	跑步（6英里/h以上） 自行车（13英里/h以上） 跳绳 登山（5英里/h）

医疗工作者应当对患者的恢复工作提供详细可行的指导意见，包括恢复体力活动、恢复性生活、重返工作岗位等。在这方面，医生应当鼓励患者坚持进行日常散步活动，没有其他并发症的稳定患者（Ⅰ级），在7~10d后可逐渐恢复正常性生活。在遵守医生建议及交通法规的情况下，患者可在出院一周后逐渐恢复日常驾车出行。驾车出行时最好有人陪伴，高峰期、恶劣天气、夜间、交通拥挤以及高速行驶时尤其需要陪伴，避免应激状态。STEMI重症患者，应当在重症消除之后的2~3周后再考虑驾车。

在乘坐飞机出行方面，由于多数商用客机在高空飞行时加压，会引起乘客缺氧，因此患有静息性心绞痛或者有呼吸困难、飞行恐惧的患者应当禁止空中旅行，其他患者在旅行途中应当有人陪伴，并携带硝酸甘油等应急药物。

第九章 急性 ST 段抬高型心肌梗死并发症诊断及处理

第一节 ST 段抬高型心肌梗死并发心律失常

心律失常作为并发症来说在急性心肌梗死中十分常见，心肌梗死引发快速或缓慢型心律失常的概率非常高，不同的是前壁心肌梗死引发室性快速心律失常和室内阻滞的情况居多，而下壁心肌梗死则常常发生房室传导阻滞或窦性心动过缓。如果出现心功能不全、心房受累或者心房压增高或坏死心肌累及心外膜时，则常常出现心房颤动等房性心律失常。

一、缓慢性心律失常

缓慢性心律失常在临床上非常常见，一般是指窦性缓慢性心律失常、心室自主心律、房室交界性心律、传导阻滞（房室传导阻滞、心房内传导阻滞、窦房传导阻滞等）等表现为心率减慢的疾病。此症状在老年人中比较常见，根据发病部位，缓慢性心律失常分为病态窦房结综合征、房室阻滞、室内传导阻滞 3 种。

一般情况下，缓慢性心律失常常发于 40 岁以后，根据上海医科大学附属中山医院提供的资料可知，在发病群体中，症状明确者的年龄大多在 40 ~ 50 岁以及 60 ~ 70 岁，在性别上并无明显差别。20 世纪末期以来，我国人民寿命显著延长，缓慢性心律失常病例在我国也逐年增加。缓慢性心律失常发病缓慢，从症状显现到病情严重通常要 5 ~ 10 年或者更长。在极少数情况下会出现急性发作现象，一般常见于急性心肌梗死和心肌炎。

（一）病因

常见缓慢性心律失常的病因如下：①电解质紊乱。②药物不良反应、安眠药中毒。③迷走神经兴奋，失眠多梦。④器质性心脏病。⑤心肌炎。⑥焦虑、抑郁、生活习惯不规律。⑦心脏外科手术和导管射频术的并发症等。

（二）生理病理

病窦综合征产生的原因在于窦房结和周围组织发生器质性病变，进而引发窦房结起搏出现障碍、窦房传导阻滞等病症，并由此产生心律失常以及其他临床症状。病窦综合征患者窦房结通常发生胶原骨架异常、窦房结动脉病变等退行性变，进而引发病因，但是原因无法查明。

房室传导阻滞是房室结不应期时心房激动传导出现阻碍甚至不能到达心室的病症，房室传导中任何部位的阻滞都可能引起此病。传导系统应激性病态降低所引起的传导阻滞称为病理性传导阻滞，其病理表现为传导系统或者心肌的退行性变，包括传导系统纤维化、心肌炎形变、损伤性变等。

（三）检查

除临床症状外，还要根据下述检查进一步明确诊断。

1. 心电图

缓慢性心律失常的心电图表现为低于 50 次 /min 的窦性心动过缓，也可能与心动过速交替出现。窦性停搏、窦房传导阻滞也可能出现。慢性心房颤动无法转为窦性心律，长期缓慢房室交界区性逸搏节律，以及房室阻滞。

2. 阿托品试验

静脉注射阿托品，剂量控制在 1.5 ~ 2 mg 之间，注射药物后对患者的心电图或者示波进行连续观察，记录时间分别为注射药剂后的 1，2，3，5，10，15，20min。如果患者的窦性心律增加不明显，或者出现交界区性心律、窦房传导阻滞等症状，则为阳性。如窦性心律增快 > 90 次 /min 为阴性，多为迷走神经功能亢进，有青光眼或明显前列腺肥大患者慎用。阿托品试验是治疗心脏病过程中常用的试验方式，不同剂量的阿托品对心脏的影响不同，因此控制剂量在试验中十分重要。

3. 经食道心房调搏检测窦房结功能

本法是病窦综合征较可靠的诊断方法，特别是结合药物阻滞自主神经系统的影响，更可提高敏感性。经食道插入双极起搏导管，电极置入左房后面，然后接人工心脏起搏器，行快速起搏，频率由每分钟 90 次、100 次、120 次，逐渐增至每分钟 150 次，每次调搏持续 1min，然后终止起搏，并描记心电图，看窦房结经历多长时间能温醒并复跳，自停止刺激起搏至恢复窦性 P 波的时间为窦房结恢复时间。病窦综合征者固有心率在 80 次 /min 以下（给予阿托品 2 mg 加普萘洛尔 5 mg 静注后测定），窦房结恢复时间＞1 500 ms，窦房传导时间＞180 ms。

4. 心内电生理检查

此项包括对患者窦房结功能、房室结功能、希浦氏纤维系统功能的评定。主要作用包括确诊病窦综合征、传导阻滞定位、筛选治疗药物。方法如下：

（1）使用比窦性心率低 10 ~ 20 次的心房起搏以及两种高频率心房起搏进行 0.5min 或者 1 min 的测量，检测窦房结恢复时间并对异常患者进行矫正。

（2）在基础状态和心房递增刺激下分别测量 Hv 间期，根据结果对患者希浦氏系统功能进行评价，如果评测无法得出有效结论则用药物进行诱发继续检测，常用药物包括阿吗啉、双异丙吡胺、普鲁卡因胺等，在使用时应当注意药物剂量。

5. 动态心电图监测

用于监测患者心率，观察窦性停搏、窦房传导阻滞等失常现象，了解患者心律状态。

6. 运动试验

运动试验常用方式是踏车和平板运动，如果患者在运动试验完成后心率无显著上升，则表示患者窦房结出现问题，对患者应进行密切观察，防止发生意外。

7. 植入式心电事件记录仪（ILR）

ILR 是一种比较新的诊断心律失常的检查方法，是埋植皮下的长程心电图记录设备，电池寿命为 14 ~ 18 个月，当事件发生后，患者激活 ILR 记录，则仪器能记录激活前 42min 及激活后 2min 的心电图。其优点是能获得持续高质量的心电图记录及事件记录，因此判断症状与心电图之间的相关性。缺点是为有创的检查手段，一次投入的费用较昂贵，而且不能同时记录血压等其他生理参数，最适于发作不频繁的心律失常性晕厥的检查。

（四）临床表现及心电图检查

缓慢性心律失常在病发前并无明显征兆，发病过程缓慢，有一定概率在病发前发现。其病发症状因患者心率而不同，心率不低于 40 次 /min 时，病症出现概率较低；若心率低于 40 次 /min，或者患者心率间歇高于 3s，病症可能出现，并且时常伴有器官供血不足的情况，外在表现为心悸气短、头晕乏力、胸闷胸痛、食欲减退、反应迟钝等，症状持续时间不定。情况严重可能会引发阿－斯综合征，患者可能出现其他心脏病症甚至休克。

心肌炎、急性下壁或前壁心肌梗死有一定概率引起房室传导阻滞或者暂时性窦房结功能不全，大部分患者病症在急性期之后消失。一度房室传导阻滞经常无明显症状，因此诊断有困难，常用诊断依据四听诊中的第一心音减弱；二度房室传导阻滞在听诊时会感觉心脏出现停顿或者心悸，可能出现心音脱漏的情况；三度房室传导阻滞在上述症状的基础上可能会出现更严重的现象，包括心脑供血不足，并由此引发智力下降、心力衰竭，听诊过程中表现出心率慢但规则，第一心音出现起伏等症状。另外，可能出现收缩压增高、静脉搏动与心音脱节、心脏增大等现象，还有可能在听诊中出现心房音。

1. 病态窦房结综合征（SSS）

SSS 简称病窦综合征。由于窦房结其周围组织的功能障碍导致窦房结冲动形成障碍，或窦房结至心房冲动传导障碍所致的多种心律失常和多种症状的综合病征。病态窦房结综合征包括一系列心律失常：窦性心动过缓、窦性停搏、窦房传导阻滞、慢—快综合征。

心电图表现为：①严重的窦性心动过缓，每分钟低于 50 次。②窦性停搏和（或）窦房传导阻滞。③慢 – 快综合征，表现为阵发性心动过速和心动过缓交替出现，患者症状可由于心动过速或心动过缓引起，药物治疗心动过速可加重心动过缓使治疗矛盾，心动过速为室上性心动过速、心房颤动或扑动。④慢性心房颤动在电复律后不能转为窦性心律。⑤持久缓慢的房室交界区性逸搏心律，部分患者可合并房室传导阻滞和束支传导阻滞。下面分别介绍：

（1）窦性心动过缓（sinus bradycardia）：窦性心率过缓通常是指人窦性心率低于 60 次 /min。此症状在健康成年人，特别是运动员、老年人以及人进入睡眠时常见。除此之外，常见发病原因包括血钾过高、颅内压过高、甲状腺机能减退、体温过低以及药物影响，如钙通道阻滞剂、洋地黄、β 受体阻滞剂等。窦性心动过缓症状常见于冠心病、心肌炎、心肌病、急性心肌梗死，尤其是下壁心肌梗死的早期以及病窦综合征等器质性心脏病当中。此症状的心电图表现为窦性心律，患者心率低于 60 次 /min，通常伴有窦性心律不齐的症状，严重者可能出现逸搏，此时患者心电图可能出现房室分离，需要与房室阻滞区分，其区别在于窦性心率，房室分离者窦性心率低于逸搏心率，房室阻滞者窦性心率高于逸搏心率。

（2）窦性停搏（sinus arrest）：窦房结冲动受阻导致在一定时间内无法产生冲动，进而导致心房除极消失及心室无搏动。常见发病原因是窦房结功能低下，常见病源是药物副作用、病窦综合征，迷走神经异常也可能引起窦性停搏。

心电图表现为 P-P 期间明显延长，且在此期间 P 波和 QRS 波不出现，长 P-P 间期和窦性 P-P 间期失常。P-P 间期长间期之后可能出现逸博，窦性停搏过长可能导致自主性心律。严重情况下，患者可能发生晕厥和抽搐，即 Adams-Stodes 综合征。

（3）窦房传导阻滞（sinoatrial block）：

当窦房结产生的冲动不能顺畅的到达心房，受到短期阻滞所引发心室和心房停搏称之为窦房传导阻滞。一般而言，短暂的窦房传导阻滞见于急性心肌梗死、急性心肌炎、高血钾症、洋地黄或奎尼丁类药物作用以及迷走神经张力过高。老年人出现慢性窦房传导阻滞的情况较为多见，病因常不明，推测基本病变可能是特发性窦房结退行性变，也有可能是由心肌病或冠心病引起的。按阻滞程度来分，可以将其分为一度、二度和三度。二度窦房传导阻滞可以通过心电图显示出来，而其余两度并不表现在心电图上。窦房传导阻滞的心电图表现为P波之间出现长间歇，是基本P-P间期的倍数，而窦性停搏并不呈现这种基本P-P间期的倍数关系，根据这种关系可以区别出这两种不同的病症。有些病例中出现的文氏现象与二度房室传导阻滞中的文氏现象具有很高的相似度，这些病例的文氏现象表现出的不是R-R间期进行性缩短，而是表现为P-P间期。结性或室性逸搏通常会在窦房传导阻滞后出现，其临床表现、治疗措施等和病窦综合征具有很高的相似性。

（4）慢-快综合征：

这种病症表现为心动过速和心动过缓交替出现。心动过速主要是心房扑动、心房颤动和房性心动过速，多为室上性心动过速；心动过缓主要是窦房传导阻滞、窦性停搏、窦性心动过缓。

（5）逸搏与逸搏心律（escape beat and escap rhythms）：

大多数情况下，逸搏发生的部位为房室交界区，有时也会发生在心房或者心室，这是由于基本心搏延迟或阻滞后，以起搏点被动的发生冲动所产生的心搏，逸搏心律即连续发生的逸搏。交界区逸搏心律为连续超过3次即为交界性逸搏。室性逸搏心律为起源于心室内的异位逸搏心律，心率每分钟30～40次，见于窦房结或心房和房室交界组织处于抑制状态或位于房室束分支以下的三度房室传导阻滞时，亦可由奎尼丁等药物中毒引起，亦常为临终前的一种心律。心电图示心室律规则或不规则，QRS波群宽大畸形（起源于束支近端的畸形可不明显）。临终前的室性逸波心律，QRS时限可达0.16s以上，并呈多种形态，心室率慢而规则，室性逸搏心律可严重影响心排血量，引起低血压、休克或Adams-Stokes综合征。

2. 房室传导阻滞（atrioventricular block）

房室传导阻滞（atrioventricular block）是指房室传导过程中受到阻滞，分为不完全性和完全性两类。前者包括一度和二度房室阻滞，后者又称三度房室阻滞，阻滞部位可在房室结、希氏束及双束支。

（1）一度房室阻滞：每个P波后都有相应的QRS波出现，但是P-R间期延长。心电图表现为P-R间期＞0.20s，每个P波后均有QRS波群。单纯从理论角度而言，在传导系统的任意一点上这一延迟都可能会出现，单就实际情况而言，这一延迟多出现于房室结或以上位置。而在超过 45% 的病例中，当发生束支传导阻滞或一度房室传导阻滞合并宽 QRS 波时，可表示房室结以下水平阻滞。在 90% 的病例中，当阻滞发生于房室结水平时 QRS 波变窄。

（2）二度房室阻滞：

二度房室传导阻滞可分为 I 型和 II 型。I 型传导阻滞又叫作称莫氏 I 型或文氏现象；II 型传导阻滞又叫称莫氏 II 型。一般而言，I 型传导阻滞比较常见。

（3）三度房室传导阻滞：当心房冲动完全受阻不能传到心室时即为三度房室传导阻滞，在心电图上表现为完全的房室分离，所以又被称作完全性房室传导阻滞。其心电图具有如下表现形式：

① P 波与 QRS 波群之间并不呈现相互关联的关系。

②心室速率慢于心房速率，心房心律可能起源于异位或者为窦性心房心律。

③交界区或心室自主起搏点维持心室心律，阻滞水平既可以在房室结也可在房室结下。

3. 室内阻滞（intraventricular block）

希氏束分支以下部位的传导阻滞被称为室内阻滞（intraventricular block），室内阻滞可以分为左前分支、左后分支阻滞，左、右束支阻滞。一般情况下，束支阻滞、分支阻滞及非特异性室内阻滞没有明显症状，无须采取治疗措施。

（1）右束支阻滞（RBBB）：可见于正常人，但在前壁心肌梗死时 RBBB 的出现提示实质性损害。在结节病，新出现的 RBBB 可能提示进行性心脏损害。暂时性 RBBB 可发生于肺梗死后，心电图表现为 QRS 波群异常：①V_1 导联呈 rsR'型，r 波狭小，R'波高宽。②V_5、V_6 导联呈 qRs 或 Rs 型，S 波宽。③ I 导联有明显增宽的 S 波、aVR 导联有宽 R 波。④ T 波与 QRS 波群主波方向相反。完全性与非完全性右束支传导阻滞表现在 QRS 波时限上，前者 QRS 波时限 ≥ 0.12s，后者则 < 0.12s。

（2）左束支传导阻滞：QRS 波群异常，心电图表现为：①V_5、V_6 导联出现增宽的 R 波，其顶端平坦，模糊或带切迹（M 型 R 波），其前无 q 波。②V_1 导联多呈 rS 或 QS 型，S 波宽大。③ I 导联 R 波宽大或有切迹。④ T 波与 QRS 波群主波方向相反。QRS 波时限 ≥ 0.12s 为完全性阻滞，QRS < 0.12s 为非完全性阻滞。左束支传导阻滞使心电图其他诊断受干扰，如急性前壁心肌梗死。

（3）左前分支阻滞：心电图表现为：①电轴左偏 -45° ～ -90°。② I、aVL 导联为 qR 型，R 波在 aVL 大于 I 导联。③ II、III、aVF 导联为 rS 型，S 波在 III 导联大于 II 导联。④ QRS 波群 < 0.11s，大多数正常。

（4）左后分支阻滞：心电图表现为：①电轴右偏（达 +120° 或以上）。② I 、aVL 导联为 rS 型，Ⅱ、Ⅲ、aVF 导联为 qR 型。③ QRS 波群＜ 0.11s。

（5）双束支阻滞：是指左、右束支主干部位传导发生障碍引起的室内传导阻滞。每一侧束支传导阻滞有一、二度之分，若两侧阻滞程度不一致，必然造成许多形式的组合，出现间歇性，规则或不规则的右、左束支阻滞，同时伴有房室阻滞，下传心动的 P-R 间期、QRS 波群规律大致如下：①仅一侧束支传导延迟，出现该束支阻滞的图形，P-R 间期正常。②如两侧为程度一样的一度阻滞，则 QRS 波群正常，P-R 间期稍延长。③如两侧传导延迟（一度）而程度不一，QRS 波群呈慢的一侧束支传导阻滞图形，并有 P-R 间期延长，QRS 波群增宽的程度取决于二束支传导速度之差，P-R 间期延长程度取决于下传的束支传导性。④两侧均有二度或一侧为一度，另一侧为二度阻滞、三度阻滞，将出现不等的房室传导和束支阻滞图形。⑤两侧都阻断，则 P 波之后无 QRS 波群。

当一幅心电图前、后对照能看到同时有完全性左束支阻滞及完全性右束支阻滞的图形，伴有或不伴有房室阻滞，可以肯定有双束支阻滞。如仅见到一侧束支阻滞兼有 P-R 间期延长或房室阻滞，只能怀疑，因这时的房室阻滞也可由房室结、房室束病变引起，若希氏束电图检查仅有 AH 延长而 Hv 间期正常，可否定双侧束支阻滞。

（6）三分支阻滞：右束支传导阻滞伴交替的左前分支和左后分支阻滞引起的左束支的传导阻滞（称三分支阻滞），这种形式常伴有莫氏Ⅱ型房室阻滞。

（五）诊断

1. 窦性心动过缓

主要根据常规心电图及 24h 动态心电图，心电图特征为：①窦性心律；②心率在 40 ～ 60 次 /min；③往往伴有窦性心律不齐，严重窦性心动过缓时可能产生逸搏；④ 24h 全部窦性心搏数＜ 86 400（持续性）。

2. 病态窦房结综合征

一般而言，病态窦房结综合征同时表现为以下两种症状：心动过缓以及脑供血或者其他身体系统供血不足，严重时甚至会出现头晕、黑蒙、晕厥等症状。病态窦房结综合征可分为以下几类：

（1）窦房传导阻滞。

（2）窦性停搏。

（3）持久的、缓慢的房室交界区性逸搏心律。

（4）交替出现心动过速与心动过缓。

（5）严重的窦性心动过缓。

（6）在心脏电复律后出现慢性心房颤动。

3. 房室传导阻滞

房室传导阻滞可以分为三度，分别是一度房室传导阻滞、二度房室传导阻滞、三度房室传导阻滞。一般情况下，一度房室传导阻滞并没有症状。二度房室传导阻滞又分为二度Ⅰ型和二度Ⅱ型，二度Ⅰ型又称文氏现象，二度Ⅱ型又称莫氏Ⅱ型。三度房室传导阻滞又称完全性房室传导阻滞，其心电图表现为完全的房室分离。

（六）鉴别诊断

1. 生理性窦性心动过缓与病态窦房结综合征

（1）通过运动试验进行测验，如果测验窦性心率每分钟超过 90 次，则说明被测者窦房结功能正常。

（2）被测者窦性心率每分钟小于 90 次，则需要进行阿托品试验，静脉注射阿托品 2.0 mg，注射后复查心电图，复查时间分别为注射后 3，5，10，15，20 及 30min。经阿托品试验复查后窦性心率大于每分钟 90 次，可以判断不是病窦综合征。

（3）经阿托品试验复查后窦性心率小于每分钟 90 次，那么就需要再次进行心房起搏试验，根据窦房结恢复时间（SRT）确定是否为病态窦房结综合征。如果窦房结传导时间超过 120 ms，或者窦房结恢复时间超过 2.0s，则判定为病态窦房结综合征。

2. 窦房传导阻滞与房室传导阻滞

窦房传导阻滞亦分为一、二、三度传导阻滞，窦房传导阻滞后可出现房室交界性逸搏，其表现 P 波之间出现长间歇，是基本 P-P 间期的倍数；其中，窦房传导阻滞中文氏现象应与第二度房室传导阻滞中的文氏现象相区别，前者表现为 P-P 间期而不是 R-R 间期的进行性缩短，直至出现长间歇。

3. 一度房室传导阻滞应与以下情况区别开来

（1）区分一度房室传导阻滞与生理性阻滞，房性或交界处性期前收缩 P-R 间期延长者为生理性阻滞。

（2）区分一度房室传导阻滞与属隐匿性传导，紧接期前收缩后的长 R-R 间期为隐匿性传导。

（3）P 波时限增宽会导致房内传导阻滞的 P-R 间期延长。

4.二度房室传导阻滞应与以下情况区别开来

（1）2：1窦房传导阻滞和窦性心律2：1传导相区别，2：1窦房传导阻滞找不到隐埋的P波。

（2）受阻型房性早搏与窦性心律2：1传导二联律。受阻型房性早搏在短的R-R间距与长的P-P间距交替未下传P波早期出现，且P波的形态、幅度与窦性P波不同。

（3）3：2窦房传导阻滞与窦性心律3：2传导相区别，3：2窦房传导阻滞在较长的R-R间歇内既无QRS波型，也无P波，而前者可发现未下传的P波。

5.三度房室传导阻滞需与干扰性完全性房室脱节相鉴别

干扰性完全性房室脱节和三度房室传导阻滞都表现为房室分离P-P规则，R-R规则，R-R无固定的关系，心室夺获。只要发生心室夺获，应考虑为高度或几乎完全性房室传导阻滞或二度2：1合并交界区性或室性逸搏心律，不能诊断为三度房室传导阻滞。只有当室率过于缓慢，每分钟少于30～40次，仍然没有心室夺获发生时，才可以诊断为三度房室传导阻滞。

（七）治疗

1.窦性心动过缓

（1）治疗原则：①窦性心动过缓，如心率在每分钟50次以上者，且无不适症状时不需要治疗。②如果患者因为心率过慢引起心排血量不足，此时可用异丙肾上腺素、阿托品、麻黄素等提高心率。③如果患者显著窦性心动过于缓慢，且伴有窦性停搏症状，甚至引起患者晕厥，此时可以考虑为患者安装人工心脏起搏器。④找到引起窦性心动过缓的成因，积极进行患者原发病治疗。⑤对症下药，进行支持治疗。

（2）药物治疗：①阿托品0.3～0.6 mg，2～3次/d，口服，或1～2 mg静推，必要时。②丙肾上腺素1 mg加入5%葡萄糖500 mL静滴。③麻黄素25 mg，3次/d，口服。

2.窦性停搏

（1）治疗原则：①进行原发病治疗。②停用洋地黄、奎尼丁、β受体阻滞剂等抗心律失常药物。③出现晕厥、黑蒙、短暂性意识障碍或曾有Adams-Stokes发作史的患者行心脏起搏器安装术。④严重窦性心动过缓（心率小于50次/min）伴长P-P间期窦性停搏（P-P间期大于2s），急诊可选用药物治疗。

（2）药物治疗：①阿托品0.3～0.6 mg，2～3次/d，口服，或1～2 mg静推，

必要时。②异丙肾上腺素 1 mg，加入 5% 葡萄糖 500 mL，静滴，静滴速度可根据患者心率酌情调整。

3. 病态窦房结综合征

（1）如果患者没有出现心动过缓的相关症状，则不需要进行治疗，只需定期就医观察即可。如果患者出现相关症状，则应及时进行起搏器治疗。

（2）患者患有心动过缓—心动过速综合征，并且心动过速症状发作时，单纯采用抗心律失常药物进行治疗很有可能加重其心动过缓症状。患者进行起搏器治疗后仍有心动过速发作时，可以配合使用抗心律失常的药物缓解不适症状。

4. 房室传导阻滞

（1）治疗原则：准确把握病情，对症下药。停止使用房室传导阻滞禁忌药物，如用氯化钾静脉滴注治疗低血钾等。一般情况下，一度与二度 I 型房室传导阻滞预后好，只需避免应用抑制房室传导的药物即可，不需要进行特殊处理。

（2）药物治疗：①口服阿托品 0.3 mg，3 次 /d。②口服麻黄素 30 mg，3 次 /d，麻黄素可以暂时控制文氏现象。

完全性房室传导阻滞患者，如果其心室率每分钟不小于 40 次，且没有不适症状，可以不做治疗。如果患者心室率每分钟小于 40 次，可以按照以上指示进行药物治疗，也可以口服异丙肾上腺素 5 ~ 10 mg，含化舌下，每天 4 次。

如果患者病症明显，甚至出现心源性昏厥，应积极运用药物治疗并尽快准备安置人工心脏起搏器，以缓解不适症状。

5. 室内传导阻滞

慢性单侧束支阻滞的患者如果没有不适症状，则不需要进行治疗。如果左右双侧的束支同时出现传导阻滞，就会导致心室起搏点的位置低，起搏缓慢，引起完全性房室传导阻滞，此时应及早准备早安装人工心脏起搏器，缓解不适症状。

二、快速性心律失常

（一）窦性心动过速

1. 概述

窦房结发出的激动每分钟多于 100 次被称为窦性心动过速，窦性心动过速患者的窦性心动过速开始和终止时，窦性心动过速患者的心率逐渐增快和减慢，是最为常见的一种心动过速。

2. 病因

一般而言，窦性心动过速的产生是由于交感神经兴奋和迷走神经张力降低，多为功能性疾病，偶尔也会由器质性心脏病和心外因素等引起。

（1）生理性窦性心动过速：这是快速性心律失常中比较常见的，患者心率受到诸多因素的影响，如体力劳动、情绪变化、体位改变、食物消化等都可能会引起心率加快。另外，年龄也是影响心率的重要因素之一，儿童比成年人心率偏快。

（2）药物性窦性心动过速：某些药物如副交感神经阻断药物可以使心率加快，引起心动过速。甲状腺素、苯丙胺、阿托品、咖啡因等都属于副交感神经阻断药物。

（3）病理性窦性心动过速：脚气病及神经官能症、甲状腺功能亢进、感染、高热、贫血、疼痛、缺氧、急性风湿热等全身性疾病可能会引起心动过速。

（4）心脏血管疾病引起的窦性心动过速：动静脉瘘、急性失血、低血压、心包炎、心肌炎、心肌病、心力衰竭、急性心肌梗死以及其他器质性心脏病也可以引起窦性心动过速。

3. 发病机制

如前所说，窦性心动过速大多是由交感神经兴奋及迷走神经张力降低引起的，窦房结起搏细胞受交感神经的影响，当神经兴奋时，细胞上升速度随之增快，心率则加快。

4. 诊断

（1）窦性心动过速临床表现特点：①有原发疾病的表现或者有头昏眼花、心悸出汗、浑身乏力等症状。②引起心绞痛或者其他心律失常病症。③有原发性心脏病的体征或者心音有力，心率大多在每分钟 100 次到 150 次之间。

（2）心电图的特点：

①窦性心动过速心电图表现：窦性 P 波在标准 12 导联中 Ⅰ、Ⅱ、aVF 上直立，在 aVR 上倒立，P 波额面电轴介于 0°～90°，而在水平面上指向正前方伴轻度左偏。因此，V_1、V_2 导联 P 波可以倒置，但 V_3～V_6 导联 P 波必须直立。窦速时 P 波形态正常，但因振幅增加而变得高尖。②心率 100～160 次 /min。③心动周期 < 0.6s。④窦性心律心电图特征：

窦性 P 波在 Ⅰ、Ⅱ、aVF 导联直立，aVR 导联倒置，P-R 间期 0.12～0.20s。心率为 60～100 次 /min。

5. 鉴别诊断

房性阵发性心动过速与窦性心动过速的心电图鉴别：心房率为 160～180 次 /min，房性阵发性心动过速，P 波多低小而不清晰，PP 规则，此为房性阵发性心动过速的心电图表现。

窦性阵发性心动过速特点如下。

（1）起始与停止均为阵发性的。

（2）可有窦性期前收缩，其连接间期与发作心动过速开始时连接间期相等，发作停止后的间歇可恰等于一个窦性周期或更长。鉴别要点在于房性者其P波与窦性心律的P波不同。

（3）一系列规则而快速（100 ~ 160次/min）的窦性P波，频率多不很快。

（4）P波形态和方向与未发作时间窦性P波相同。

6. 治疗

（1）窦性心动过速的一般治疗：针对病因，去除窦性心动过速的诱发因素，如纠正贫血、心力衰竭，控制甲状腺功能亢进等。

（2）对症处理。

（3）窦性心动过速的药物治疗：①口服美托洛尔12.5 mg，2次/d，用药1周仍不能很好地控制心率，则需加大用量，改为口服美托洛尔25 mg，2次/d。之后，按照每周25 mg/d的剂量增加，直至心率控制在每分钟100次以下。②口服普萘洛尔10 mg，2次/d，用药1周仍不能很好地控制心率，则需加大用量，改为口服美托洛尔20 mg，2次/d。之后，按照每周20 mg/d的剂量增加，直至心率控制在每分钟100次以下。③口服阿替洛尔6.25 mg，2次/d，用药1周仍不能很好地控制心率，则需加大用量，改为口服美托洛尔12.5 mg，2次/d。之后，按照每周12.5 mg/d的剂量增加，直至心率控制在每分钟100次以下。

（二）过早搏动

1. 概述

心脏某一部位较基本心律（可以是窦性、房性、交界性和室性等）提前发出冲动，而提早引起心脏的一部分或全部除极，称之为过早搏动，简称早搏。

2. 分类

（1）按照早搏发生的部位划分，可以分为四类，分别是室性早搏、房性早搏、交界性早搏、窦性早搏，其中室性早搏在医学中最为常见，窦性早搏最为少见。

（2）按照早搏发生的频率划分，可以分为两类，分别为频发早搏和偶发早搏。一般，医学上将每小时 ≥ 30 次的早搏称为频发早搏。

（3）按照早搏的形态是否一致划分，可以分为两类，分别为单形早搏和多形早搏；按照早搏发生部位可以分为两类，分别为单源早搏和多源早搏。

（4）两个早搏连续出现称为成对的早搏，3 ~ 5 次出现称为成串或连发的早搏。一般将 > 3 次连续出现的早搏称为心动过速，但目前有将 > 5 次连续出现的室性早搏才称为心动过速的趋势。

3. 关于早搏的几个重要概念

（1）联律间期：指早搏的开始点距离其前一个窦性搏动开始点的间期，也称为配对间期。在同一患者，早搏的联律间期常常是固定不变的，一般联律间期有很小的变化，只要不大于 0.08 秒就可以认为是固定的，并行心律没有固定的联律间期。

（2）节律重整：指主导节律点被早搏等另一节律点发出的激动侵入，触发无效除极并复位，主导节律点原本规律的电活动被干扰的同时，又以干扰点为起始，以原有的节律间期重新安排自己规律的电活动。早搏时发生节律重整的表现是等周期代偿或不完全代偿间期，所谓等周期代偿即早搏后间期与原有心律的基本周期相等。

（3）代偿间期：代偿间期分为不完全性代偿间期、完全性代偿间期、无代偿间期三类，这三类是根据心律的快慢及早搏发生迟早等因素来划分的。在整齐的窦性心律基础上，早搏后出现一间歇期，以补偿由于早搏提早出现的时间，称为代偿间期。

（4）类代偿间期：房颤时室早后的间期称为类代偿间期，类代偿间期用于鉴别房颤时出现的宽 QRS 波是室早还是差异性传导。类代偿间期与代偿间期是由窦房结是否被重整不同，类代偿间期的出现是室早隐匿性逆行侵入窦房结，使得其后若干个房颤波不能下传所致，即类代偿间期的本质是室早引起了房室结的节律重整。

4. 病因

过早搏动可发生于正常人，但心脏神经官能症与器质性心脏病患者更易发生。过度吸烟、饮酒、情绪激动、神经紧张、身体疲劳、喝浓茶冷饮等都可能会是发病的诱因，也可能并没有明显的诱因。甲状腺功能亢进性心脏病、冠心病、晚期二尖瓣病变、二尖瓣脱垂、心脏病、心肌炎等常易发生过早搏动。

5. 发病机制

（1）折返现象：如折返中传导速度一致，则过早搏动与前一搏动的配对时间固定。环行折返或局灶性微折返如折返途径相同则过早搏动形态一致。

（2）异常自律性所致冲动形成异常。

（3）触发激动（triggered activity）。

（4）平行收缩。

6. 诊断

（1）早搏最常见于老年人，正常人也会有早搏。甲状腺功能亢进性心脏病、冠心病、急性心肌梗死、急性心肌炎、肺心病、二尖瓣狭窄、心肌病等会出现早搏现象。除此之外，锑剂、奎尼丁、洋地黄、肾上腺素等毒性作用，心脏手术，低钾或者心导管检查等都可能会引发早搏。

（2）可以表现为无症状，早搏发作频繁时患者感觉到心悸，会出现心跳不规律或者暂停。

（3）心律不规则或呈联律出现。听到期前心搏，其第一心音增强，第二心音减弱。过早搏动的脉搏较细弱，有时几乎感觉不到。

7. 心电图表现

早搏的心电图特点是 P 波或 QRS 波提前出现，来源不同，心电图的特点也各不相同。

（1）房性期前收缩：心电图表现为：①提前出现的 P'波，其形态与窦性 P 波不同；② P'–R 间期 ≥ 0.12 秒；③期前收缩的 QRS 波群和 T 波形态多正常；④代偿间歇不完全，即期前收缩前后两个窦性 R–R 间期之和小于正常 R–R 间期的 2 倍。

（2）房室交界性期前收缩：心电图表现为：①提前出现的 QRS 波群与窦性者基本相同；②逆行 P'波（Ⅱ、Ⅲ、aVF 导联 P 波倒置，aVR 导联直立）可出现于 QRS 波群之前、后或埋于 QRS 波群之中；③ P'–R 间期 < 0.12 秒或 R–P'间期 < 0.20 秒；④有完全代偿间歇，即期前收缩前后两个窦性 RR 间期之和等于正常 RR 间期的 2 倍。

（3）室性期前收缩（室性早搏）：心电图表现为：①提前出现宽大畸形的 QRS 波群，时间 ≥ 0.12 秒；②期前无相关 P 波；③ T 波与 QRS 波群主波方向相反；④有完全代偿间歇。

Lown 将室性早搏分为 5 级（表 9–1），并认为Ⅲ ~ Ⅴ级以上发生猝死的危险性增加，心电图的特征如下：

①提前发生的 QRS 波群，时限通常超过 0.12 秒，宽阔畸形，ST 段与 T 波的方向与 QRS 波群主波方向相反。

②就配对间期而言，室早与其前面的窦性搏动的间期是恒定的。

③室早后出现完全性代偿间歇，即包含室早在内的两个下传的窦性搏动之间期，等于两个窦性 R–R 间期之和。如果室早刚好插入两个窦性搏动之间，不产生室早后停顿，称为间位性室早。

④室早的类型室早可孤立或规律出现。

⑤室性并行心律（ventricular parasystole）：心室的异位起搏点独立地规律发放冲动，并能防止窦房结冲动入侵。

表9-1　室性早搏的分级（Lown）

级　别	室性早搏（24 h 监护）
0 级	无
Ⅰ级甲	偶尔发现（每小时 30 次或每分钟 1 次以下）
Ⅰ级乙	偶尔发现（每小时 30 次或每分钟 1 次）
Ⅱ级	经常出现（每小时 30 次以上）
Ⅲ级	多源性
Ⅳ级甲	反复出现接连 2 次
Ⅳ级乙	反复出现短阵成串，最长的 7 次联在一起
Ⅴ级	提早出现的 R 波落于 T 波上，24 h 中每小时连续出现 3 次者

（4）室性早搏的定位：①左心室早搏：室性早搏 QRS 主波在Ⅰ、V_5 导联向下，在Ⅲ、V_1 导联向上，类似完全性右束支传导阻滞。②右心室早搏：室性早搏 QRS 主波在Ⅰ、V_5、V_6 导联向上，在 V_1、V_2 导联向下，类似完全性左束支传导阻滞。③心底部室性早搏：室性早搏 QRS 主波在Ⅱ、Ⅲ、aVF 导联均向上，在 aVR 导联向下。④心尖部室性早搏：室性早搏 QRS 主波均向下，aVR 导联向上。

（5）平行收缩：平行收缩主要分为 3 种，分别为房性、室性、房室交接处性，室性平行收缩是其中最常见的一类。平行收缩的异位起搏点处于一种传入性阻滞的保护下，其独立地发出冲动，由于受到传入性阻滞的保护，异位起搏点的自律性受不到窦性心律以及其他基本心律冲动的侵入。

8. 鉴别诊断

（1）鉴别诊断并行心律与早搏：①早搏异位激动出现的配对间期大多时候是固定的，短时间内出现的形态相同的早搏更为明显，而并行心律的配对间期并不是固定的。②就异位心搏间的距离而言，并行心律时呈现的是同一公约数的倍数，早搏却没有呈现出这样的规律。③早搏时并没有融合波的出现，而并行心律时则会出现。

（2）鉴别诊断室性早搏与房早伴室内差异性传导：①房早前必然有 P 波，其可能隐藏在前一次激动的 T 波内，应与同导联其他 T 波相比较，而室早可能在 QRS 波后出现逆行 P 波。②房早后常为等周期代偿或不完全性代偿间期，因其重整了窦房结，而室早由于很少逆传侵入窦房结，故其后常为完全性代偿间期。

③ QRS 波形态为右束支阻滞形态，初始向量与窦性激动相同时多为房早，而如果 QRS 波电轴位于无人区则多为室早。

（3）鉴别诊断预后不良室早

基础心脏病与室早预后息息相关，就健康人而言，大部分室早预后良好，如果没有特殊情况，不需要进行治疗。一般而言，心功能不全者、有器质性心脏病且心脏扩大者室早预后不理想，需要积极配合医生治疗。

9. 治疗

在治疗过程中，应该根据器质性心脏病的有无，是不是会干扰心排血量以及是不是会发展成重度的心律失常来确定治疗原则。

对于没有器质性心脏病的人若是心脏早搏，很多情况下并不需要进行特别的治疗。若是有相应症状的人应当消除内心顾虑，由于过度紧张、情绪不稳定或者运动所引发的过早搏动，可以使用镇静剂和 β 受体阻滞剂。

对于经常发作、症状显著或者本身就有器质性心脏病的患者，应当尽快确定引发心脏早搏的诱因和病因，并判断其是否具有潜在的致命性，以便能够及早进行对症治疗，消除病因。

除此以外，还可以采取相应的药物治疗措施以预防心律失常：若早搏发生在心房和房室交界处，一般情况下采用作用在这个区域的 Ⅰ a、Ⅰ c、Ⅱ、Ⅳ 类药；若早搏发生在心室，那么一般会采用作用在心室的 Ⅰ 类和Ⅲ类药。发生在心室的室性早搏具有潜在的致命危险，所以往往需要对静脉进行紧急给药，而首选药为 Ⅰ b 类。发生急性心肌梗死的初始阶段最常用的方法还是选用利多卡因进行静脉注射，倘若心肌梗死后没有其他受限的事项，往往使用 β 阻滞剂进行治疗。对于原发性或继发性 QT 间期延长的患者，不能使用 Ⅰ 类药，原发性患者可以采用卡马西平、β 阻滞剂或苯妥英钠，继发性患者则需要消除病因，应当选用异丙肾上腺素或者是心房、心室起搏进行治疗。

（三）房性心动过速

1. 概述

房性心动过速简称房速。按照发生机制和心电图所呈现的特点，可分为折返性房性心动过速、自律性房性心动过速与混乱性房性心动过速 3 种。

2. 流行病学、自然病史和临床特点

（1）流行病学：房速呈现持续性特征的情况很少，大概为室上速的 5% ~ 10%，接受电生理检查的成人患者发生房速的概率为 5% ~ 15%，儿童群体发生房速的概率则相对成人患者高一些。房速的发病率与性别没有关系，男、女发生房速的概率是一样的。另外，心脏结构正常的人和患有器质性心脏病的人都有可能发生房速。

对于儿童来说，室上性心动过速中房速的比例占到4%～6%，甚至还有报道称高达14%～34%。没有器质性心脏病的儿童患者大多发生异位自律性房速，患有器质性心脏病或者接受了先天性心脏病外科矫治手术的患者通常发生折返性房速。

（2）自然病史：发生房速的成年或儿童患者有24%～63%的人可以得到自发性缓解，越年轻的发病者得到自发性缓解的概率越大。其中，小于25岁的患者有55%的可能性得到自发性缓解，然而超过26岁的患者得到自发性缓解的概率只有14%。而房速得到自发性缓解的情况一般是由于异位自律性的增高，也就是自律性房速（AAT）。一般情况下，房速的预后良好，但是若发生无休止性房速，往往有可能引发心动过速性心脏病或导致心功能不全。通常无休止性房速往往也是AAT，一旦控制住患者的心动过速，就可以慢慢缓解其心动过速心肌病，大部分的患者可以恢复到或者接近于正常的心功能，很少有患者会发生栓塞或卒中。

3. 分类机制

房速的分类机制多种多样：从发生机制这个角度来看，包括房内自律性房速和房内触发性房速；从临床发病特点这个角度来看，包括短阵性房速、阵发性持续性房速、无休止性房速和慢型房速；结合临床与心电生理特征来看，包括窦房折返性心动过速、不适当窦性心动过速、异位房性心动过速、房内折返性心动过速、多源性房性心动过速。值得一提的是，上述分类方法即使站在不同的角度分析了房速的发病机制、心电图特征以及对临床药物治疗的指导作用，却没有办法囊括所有类型的临床遇到的房速。同时，在临床上往往很难确定如此复杂的房速机制，哪怕是进行电生理检查都不能轻易确定。1996年，Lesh等按照房速的形成将其划分为4个大类，此分类机制囊括了全部的起源于心房的心律失常类型，并兼顾到引发心动过速的病灶特点，包含其位置、大小以及电生理机制等，对实施房速的临床治疗和指导房速的临床科研都有一定程度的参考借鉴作用，具体分类方法见表9-2。

表9-2　Lesh等分类方法

1. 局灶性房性心动过速
（1）终末嵴部房速
（2）肺静脉口房速

（3）间隔部房速
（4）其他部位房速
折返性房性心动过速
2.不适当窦性心动过速综合征
3.大折返性房性心动过速
（1）典型房扑
A.逆时针典型房扑
B.顺时针典型房扑
（2）真正不典型房扑
（3）手术切口
4.心房颤动
局灶性房颤
右房房颤
左房房颤
其他

　　2001年7月，针对房扑和规律的房速，北美心脏起搏、欧洲心脏病学会ESC、电生理学会NASPE联合专家组通过分析研究，给出了一种新的分类方法。该方法可以更好地指导心血管医师实施临床治疗并进行互相交流，而且更好地阐述了房扑和房速与其发生机制间存在的联系，有必要进行广泛的临床推广。ESC/NASPE 2001年房速的分类见表9-3。

表9-3　ESC/NASPE 2001年房速的分类

1.局灶性房速（focal atrial tachycardia）
机制：异常自律性、触发活动、微折返
2.大折返房速（macroreentrant atrial tachycardia）
典型房扑（typical atrial flutter）

逆转性典型房扑（reverse typical atrial flutter）
病损性大折返心动过速（lesion macroreentrant tachycardia）
低环扑动（lower loop flutter）
双波折返（double wave reentry）
非术后右房游离壁大折返（right atrial free-wall macroreentry without atriotomy）
左房大折返心动过速（left atrial macroreentry tachycardia）
3. 其他认识尚不充分的房速
非典型房扑（atypical atrial flutter）
Ⅱ型房扑（type Ⅱ atrial flutter）
不适当窦速（inappropriate sinus tachycardia）
折返性窦速（reentrant sinus tachycardia）
颤动性传导（fibrillatory conduction）

4. 临床表现

（1）自律性房性心动过速：发作特点表现为短时间、间歇性或持续性发生。在房室传导比率产生变化时，听诊心率不是固定不变的，往往会产生心音的强度变化情况。

（2）折返性房性心动过速：很少会发生本型的情况，往往是在手术瘢痕、解剖缺陷附近区域发生。与窦性心律者相比，心电图呈现的 P 波是不一样的，一般情况下其 P-R 间期会相应延长。

（3）紊乱性房性心动过速：本型又叫多源性房性心动过速。通常情况下，患有慢性阻塞性肺疾病或充血性心力衰竭的老年人发生此种房速的概率相对较大，也会发生在低血钾或洋地黄中毒的病人身上。

5. 治疗

（1）房速并伴有房室传导阻滞的情况下心室率往往不高，不可能造成重症的血流动力学障碍，所以不需要采取紧急治疗。倘若心室率超过 140 次 / 分钟、因洋地黄中毒引发、临床表现为严重充血性心力衰竭或者休克等症状，则必须采取紧急治疗。紧急治疗方法如下：

A. 洋地黄引发者：①马上停止使用洋地黄；②倘若患者血清钾不增加，就先选用口服氯化钾或静脉注射氯化钾，同时使用心电图随时监控，防止血清钾过高（T波高尖）；③倘若患者的血钾太高或者不能使用氯化钾，可选用普萘洛尔、利多卡因、苯妥英钠（大仑丁）。另外，对于心室率较低的患者，只需要停止使用洋地黄。

B.非洋地黄引发者：①可以采用洋地黄、钙通道阻滞剂、β受体阻滞剂来降低心室率；②倘若没有转化为窦性心律，可以增加抗心律失常药物的使用，如Ⅰa、Ⅰc或Ⅲ类；③若是采用药物治疗没有作用的话，也可以尝试使用射频消融的方法。

（2）折返性房性心动过速：可以参照阵发性室上性心动过速的处理来治疗本型心律失常。

（3）紊乱性房性心动过速：在处理治疗时应当针对原发疾病。对患有肺部疾病的病人，应保障供氧量，控制其他的感染，并停止使用麻黄碱、去甲肾上腺素、氨茶碱、异丙肾上腺素等相关药物。其中，有可能发挥作用的药物有胺碘酮和维拉帕米。另外，为了防止病人发生心动过速，可以对其补充钾盐和镁盐。

（四）心房扑动

1.概述

心房扑动（atrial flutter，AFL，简称房扑）作为一种比较常见的快速性心律失常，往往见于器质性心脏病患者与一些没有心脏病的患者，发作时患者房率通常达到250～350次/分钟，而其心室率的大小是由心房率和房室传导所决定的，通常以2:1进行传导，也就是大约120～170次/分钟。虽然房扑的发病率在临床上小于心房纤颤（atrial fibrillation，AF，简称房颤），但是房扑发生时所表现出的症状会比较严重，往往会造成血流动力学障碍，所以它在诊疗心血管疾病方面具有相当的价值。

2.流行病学

在成人所发生的室上性快速心律失常中，房扑发生的概率远远小于其他的快速心律失常，是较为少见的一种。通过对1990年美国的678家医院记载的50万心律失常病患的研究分析，Bialy等发现房扑所占的比例仅仅是4.15%，但是房颤却占据了34.16%，远远超过房扑。但是，在儿童群体中所发生的心律失常，房扑占据的比例显著高于成人，反而房颤成为比较少见的病症，这仿佛显示出房扑和先天性心脏病具有一种内在的联系。而对于正常人群体而言，目前还没有相关的报道说明发生房扑的概率。

3. 病因

（1）器质性心脏病：风湿性心脏病群体是最常见的，而且以患有左房增大伴心力衰竭或者二尖瓣狭窄的病人所占比例最大。冠心病缺血性心肌病类型也是比较常见的，急性心肌梗死并伴随房扑的患者所占比例大约为0.85%～5.3%。另外，还可以发生在心肌病、心肌炎、肺栓塞、慢型肺源性心脏病、病态窦房结综合征、急性心包炎、高血压性心脏病、慢性缩窄性心包炎、某些先天性心脏病（尤其是房间隔缺损）等患者群体。

（2）预激综合征：倘若患有先天性心脏病房间隔缺损并同时发生预激综合征的时候，非常容易引发房扑。

（3）其他疾病：如胸外科手术后、甲状腺功能亢进、糖尿病性酸中毒、心导管检查、低温、缺氧、急性胆囊炎、心脏手术、低血钾、胆石症、全身感染、烧伤、蛛网膜下腔出血，特别容易发生于本身就具有器质性心脏病的病患。此外，情绪过于激动、精神过于紧张或者是过度疲劳的人都可能发生房扑。

（4）药物：由于使用药物导致房扑的比例相对少见，但是洋地黄中毒患者有发生房扑的可能性。

（5）正常人：特殊情况下，本身并没有器质性心脏病的正常人也可能发生房扑。

4. 发生机制

随着心内电生理标测技术的发展，在房扑电生理机制的认识方面开始有所突破。20世纪50年代，Wellens和Prinzmetal等在实施心脏外科手术时借助标测技术对房扑进行了研究，一致认为房扑的产生原因为异常自律性。Rosen等在冠状静脉窦内快速起搏复制出房扑，同样认同自律性增高会造成房扑的发生。所以，在早期阶段，人们认为发生房扑主要是由于异位自律灶的快速冲动发放造成的，异位自律灶频率的大小可以决定所发生的是房速、房扑还是房颤。但是，导管标测技术的快速发展使得电生理医师获得一致认识——心房内大折返冲动造成了房扑。快速刺激可以造成房扑的拖带或者终止，恰恰有力证明了冲动在心房内的折返活动造成了房扑。然而，房扑的类型多种多样，且折返路径和缓慢传导的区域也多种多样。

（1）典型房扑：典型房扑也可称为峡部依赖性房扑，包括顺钟向房扑与逆钟向房扑。在对房扑患者进行心内膜多部位标测时，Puech等提出房间隔的激动由下向上，而心房前侧壁则由上向下。Klein等在标测时发现，房扑的激动在冠状静脉窦口附近最早，然后沿间隔向上，再沿游离壁向下，且同时发现冠状静脉窦口、三尖瓣环和下腔静脉入口之间的组织是冲动传导的关键部位。Olshansky和Cosio

等利用多极标测发现典型房扑是心房内逆时针运动的折返性心动过速，其关键传导部位与前面所描述的一致。折返激动的路径可以通过拖带标测进行确定。Feld等在低位右心房和冠状静脉窦口附近成功拖带房扑，证实此部位位于折返激动的环路之内。通过多次多极标测和拖带标测，Kalman、Cosio、Olgin、Nakagawa等最终发现，右心房内一些先天的解剖学传导障碍区规定了折返激动的线路，让它不至于产生冲动传导的短路，这些电传导阻滞带在前方是闭合的三尖瓣环，后方是界嵴（crista terminalis）和Eustachian嵴（Eustachian crest），此解剖区域以外的任意点行拖带标测，其起搏后间隙大于房扑的周长，由此说明右心房的平滑部不在折返环之内，而富有肌小梁的粗糙部则位于折返环之内。

（2）非典型房扑：非典型房扑亦称作心房内折返性心动过速，其折返路径跟先天性解剖传导阻滞区有一定的关联，折返激动往往在界嵴、卵圆窝、腔静脉入口、肺静脉入口、冠状静脉窦口以及二尖瓣环等区域附近形成折返，而且对于不同的病患而言存在着不同的折返路径。

5. 分类

房扑的分类受限于当时的认识，出现了各种各样的类别。Jolly和Ritchie于1911年先行对房扑进行了阐述。这之后，房扑划分为两个亚组，分别为典型与非典型房扑。后来的文献又重新定义了两个亚组的名称，分别为常见型房扑和非常见型（少见型）房扑。由于学界对房扑折返路径认识的逐渐深入，这两种房扑又分为逆钟向折返房扑和顺钟向折返房扑。按照电生理机制的区别，电生理学者又对房扑进行了新的分类，按照房扑能否被快速心房起搏终止进行划分，Wells等把房扑划分成Ⅰ型和Ⅱ型。Ⅰ型房扑可被快速心房起搏终止，包括前述的典型房扑和非典型房扑，以及手术切口及补片周围折返性快速房性心动过速（房速）。Ⅱ型房扑不被快速心房起搏制止，其频率较快且不稳定，通常为340～433次/分钟，在持续较短时间后或转变为Ⅰ型房扑或进展成心房颤动（房颤）。

Lesh等在1996年将房扑分为3种，即：①典型房扑：包括顺钟向和逆钟向房扑；②真正不典型房扑；③手术切口或补片周围折返性房扑。由于Lesh分类的主要依据是房扑的电生理机制，包括房扑的折返环路和消融靶点定位，对房扑的治疗有指导意义，因此广为临床医师采用。在Lesh分类中，典型房扑常表现出电生理上Ⅰ型房扑的特征，而非典型房扑既可以表现Ⅰ型房扑的特征，也可表现为Ⅱ型房扑的特征，因此不能把典型房扑等同于Ⅰ型房扑，非典型房扑等同于Ⅱ型房扑，这是两类不同的概念。

房性快速心律失常的分类（Lesh等）见表9-4。

表9-4　房性快速心律失常的分类（Lesh等）

1. 局灶性房速
界嵴部位房速
肺静脉口部房速
间隔部位房速
其他部位房速
2. 不适当窦性心动过速
3. 大折返性房性心动过速典型房扑
逆钟向型
顺钟向型
不典型房扑
手术切口折返性房扑
4. 心房颤动局灶性房颤
右心房房颤
左心房房颤
其他

Scheinman根据对房扑的成功射频消融部位和折返环所围绕的解剖结构，对房扑做了新的分类，并在 2001 年北美心脏起搏和电生理学会（north America society of pacing and electrophysiology，NASPE）第 22 次年会上做了报道，这个分类十分有助于房扑的成功消融治疗。

房扑的新分类法（Scheinman 等）见表 9-5。

表9-5　房扑的新分类法（Scheinman等）

1. 右心房房扑
（1）峡部依赖性房扑（三尖瓣环—下腔静脉的峡部是房扑折返环的关键部位）
逆钟向房扑
顺钟向房扑

双重折返激动房扑（折返环同逆钟向房扑，但同时存在 2 个同向激动顺序的冲动）
低位房扑（围绕下腔静脉折返）
（2）峡部非依赖性房扑
高位房扑
界嵴部位房扑
外科手术后瘢痕房扑（围绕手术后瘢痕折返）
2. 左心房房扑
二尖瓣环部位房扑（围绕二尖瓣环折返）
肺静脉部位房扑（围绕肺静脉口折返）
卵圆窝部位房扑

很久以来，我们区别房扑和房速的依据为心房波的频率，大量研究结构认为，心房波的频率超过 240 次 / 分钟的叫作房扑，而低于 240 次 / 分钟的就叫作房速。然而，在破译房扑的电生理机制和确认其折返回路的同时，我们发现房扑和房速的心房波频率有相当一部分的重叠。在最新的研究成果中，典型房扑的周长达到了 300 ms，甚至更长的达到了 350 ms，所以只按照频率的大小无法精准地把房速和房扑区别开来。事实上，房速和房扑都是快速规则的房性心律失常，根据电生理机制相关内容，房扑可以说是发生在心房内的大折返性心动过速，可谓特殊类型房速的一种。

6. 临床表现

发生房扑的人往往伴有呼吸困难、心悸乏力或者胸痛等症状。部分房扑患者症状不明显，可能只呈现活动乏力症状。房扑有可能引发或者加重患者的心功能不全。在房颤患者中，有大约 25% ~ 35% 的人有房扑的可能性，因为患者伴有快速的心室率反应，所以通常症状会比较明显。房扑在很多情况下会呈现 2:1 的传导特性，如房扑的频率若是 300 次 / 分钟，那么心室率就是 150 次 / 分钟。当然，有的时候房扑产生的扑动波也会有不规则下传的可能。很特殊的情况下有可能发生 1 : 1 的传导，进而造成十分严重的症状。发生房扑时使用 I c 类抗心律失常药物可以降低心房率，但是弊端是容易导致 1 : 1 的房室传导，所以此时应当联合使用可以抑制房室结的药物。若房扑患者伴有房室旁路，那么过高的心房率就有可能通过旁路前传，从而造成生命危险。对于心功能不全的患者，保障血流动力学稳定的关键是达到方式同步和心率正常。倘若发生房扑，就算患者的心室率不是很高，但是患者的血流动力学会随之恶化，得不到控制而且心室率特别快的房扑持续发展就可能造成心动过速性心肌病。在进行先心病的矫正手术之后，特别是在 Senning 或 Fontan 术后发生的房扑，往往是导致血流动力学恶化的重要因素。另外，房扑发生在上述患者时，往往伴随预后不良。

发生房扑的危害主要有 3 个：①失去心房辅助泵的功能；②快速的心室反应（心室率快）；③可能蜕变为房颤。因为发生房扑的时候会导致心房丧失辅助泵的功能，而且如此高频率的心室反应，可能会导致器质性心脏病患者的心功能不全症状更加严重，并引发心力衰竭的相关症状。这种情况下，即使是无器质性心脏病患者，高频的心室率保持较长时间后也会导致患者发生心脏扩大与心力衰竭症状。跟房扑相关的体征关键在于心室率和器质性心脏病的有无，过快的心室率会造成头晕、乏力、气短甚至晕厥等表现。若患者伴有缺血性心脏病还会造成心绞痛。另外，房扑患者还有可能发生体循环栓塞或肺循环栓塞，这多半是由于房扑演变为房颤造成的。此外，还有研究显示，房扑的发生还可能引发心房内血栓，造成体循环栓塞，脑卒中也包含在内。

7. 诊断

房扑的诊断可以依据心电图的房扑波，明显的扑动波（FL）往往发生在下壁导联与 V1 导联。发生房扑的时候，房室传导比率常常是 2：1 或者 4：1，但偶尔会呈现不规则下传，极特别状况下会呈现 1：1 下传。这种特别状况往往伴随着预激综合征，但在短 PR 的患者也有 1：1 传导的可能性。除此之外，还可能发生于运动过程中或因一些临床表现必须使用拟交感类药物时。一般情况下，对房扑患者应用 Ic 类抗心律失常药物后，患者的心房波频率可以减小到180 ~ 200 次 / 分钟，这时非常容易发生房室传导呈现 1：1 的情况，而且患者的血流动力学效果也会随之恶化，还不如用药之前。通过分析常规心电图，不能确定却高度怀疑患者房扑时，可以借助一些提升迷走神经张力的方法，如按压颈动脉窦或一些 Valsalva 动作，这些措施可能会产生短时间的房室阻滞并呈现出心房扑动波。倘若前面这些措施都没有作用，可以尝试下列方法：①放置心腔内或食管电极导管，记录心房波；②使用腺苷（adenosine）、艾斯洛尔（esmolol）、维拉帕米（verapamil）等药物，使患者发生房室阻滞并呈现出心房波。然而，若是患者发生房扑时伴随着宽 QRS 心动过速时，必须要十分的谨慎，因为这些药物可能会造成心律失常的恶化。

建议：发生房扑往往合并有器质性心脏病，所以房扑的症状一般取决于两个方面，包括基础心脏病和房扑自身。对于后者而言，其症状主要取决于快速心室反应，有些患者有可能演变为房颤，并产生与其相关的临床表现或并发症。目前，诊断房扑的重要依据还是体表心电图。若是体表心电图的诊断发生困难时，可以采取提升迷走神经张力，并运用相关药物或放置食管或心内电极导管等的相关措施以便进行诊断。

8. 鉴别诊断

（1）房扑与阵发性房速的鉴别：一般情况下，发生房扑时的心房率大部分在250 次 / 分钟到 350 次 / 分钟之间，但是发生阵发性房速时的心房率大概在 160 次 / 分钟到 250 次 / 分钟之间。发生房扑时会有 F 波，并在 Ⅱ 、Ⅲ 、aVF 导联清楚，F 波之间无等电位线，心室率较慢，刺激迷走神经心室率可成倍减少或变成不规则（传导比例不同），而 F 波往往能够更加清晰地呈现出来。但是，发生阵发性房速时，F 波之间会有等电位线，心室率也会相对较快，刺激迷走神经会造成房速不再发作或者没有作用。

（2）房扑与室性心动过速的鉴别：一般情况下，这二者的鉴别比较简单，但是发生下列两种情况时需要特别注意。一是房扑伴随发生室性房速。在这种情况下，QRS 波群增宽，心室率加快，房扑产生的 F 波很容易被淹没造成漏诊。此时，只有一个办法就是加做食道导联，不然的话仅凭一般的导联并不能获得结论。二是房扑时心室率加快合并室内差异性传导。此时 QRS 波群也会增宽，特别容易被误诊成室速。如果可以采取一些措施，如压迫颈动脉窦等减小心室率，使得 QRS 的波群变窄，就能够更好地鉴别。

9. 治疗

房扑的治疗原则如下。

（1）针对原发疾病进行治疗。

（2）最有效终止房扑的方法是直流电复律。一般情况下，我们运用非常低的电能（＜50J）就能够很快地把房扑转变成窦性心律。但是，倘若电复律没有作用或者是已对患者使用了大剂量洋地黄以致其不适合电复律，就可以把电极导管插入食管的心房水平，或经静脉穿刺插入电极导管至右心房处，以超过心房扑动频率起搏心房，此法能使大多数典型心房扑动转复为窦性心律或心室率较慢的房颤。

（3）采取射频消融的方式能够彻底治愈房扑，一旦采取的药物治疗作用不明显，而且房扑引发的症状显著或者是血流动力学不稳定的时候，应当选择使用射频消融的方法处理。

（五）心房颤动

1. 概述

在临床上最为常见的心律失常之一是心房颤动，简称房颤。其主要特征为心房不能进行规则有序的电活动，而是表现出快速无序的颤动。由于心房无法进行有效收缩和舒张，泵血功能恶化甚至丧失，造成心室产生特别不规则的反应。房颤的诱发机制多种多样，如快速的局灶异位活动、单环路折返机制、多环路折返机制，也包括炎症介质以及自主神经系统活动参与等。另外，对于不同的人群而言，房颤的发病机制不尽相同，所以不同发病机制的房颤对不同治疗方法的反应也会不同。

2. 流行病学

对于普通人群而言，发生房颤的概率约为 0.4% ~ 1.0%。同时，年龄越大发生房颤的概率也会越大，年龄不超过 60 岁的人群发生房颤的概率比较小，超过 80 岁以上的人群发生房颤的概率就达到了 8%，小于 40 岁的人发生房颤的概率仅为 0.1%，而超过 80 岁的男性和女性发生房颤的概率分别是 2% 和 1.5%。

房颤患者尤其是女性患者之后患脑卒中、心率衰竭和死亡的概率较大。房颤患者的死亡率较之窦性心律者死亡率增加一倍。非瓣膜性房颤患者发生缺血性卒中的概率是 5%，达到了无房颤患者的 2 ~ 7 倍。倘若结合发生短暂脑缺血（TTA）和无明显症状的脑卒中，发生脑缺血并伴随房颤症状的概率达到 7%。相对于年龄匹配的对照人而言，风湿性房颤患者脑卒中发作的风险将上升 17 倍；相对于非风湿性房颤患者而言，风险也将升高 5 倍。另外，随着年龄的增长房颤患者发生栓塞的概率也将加大，其中 50 ~ 59 岁患者由于房颤造成脑卒中发作的概率每年为 1.5%，然而 80 ~ 89 岁的患者的发生率就大大增加，高达 23.5%。值得说明的是，在所有年龄段中，男性患者发生栓塞的概率都要超过女性。

我国相关统计资料显示，在中国发生房颤的概率大致为 0.61%，粗略估计现在我国房颤患者大致有 1 000 万。其中，阵发性房颤约为三分之一，其余为持续或永久性房颤。对于所有的房颤患者，瓣膜性房颤、非瓣膜性房颤和孤立性房颤的各自比例为 12.9%、65.2% 和 21.9%。通过调查我国一些地区的房颤住院病例，引发房颤的相关因素中，老年为 58.1%、冠心病 34.8%、高血压病 40.3%、风湿性瓣膜病 23.9%、心力衰竭 33.1%。由风湿性瓣膜病引发的房颤还在我国具有一定的比例。

心房颤动、年龄分组、性别分组和病因流行的患病率与外国相关数据相似。心房纤颤，我国患病的人数也在增加。我国的人口老龄化趋势越来越明显，毫无疑问房颤的负担也是会与日俱增。

中国心房颤动患者的卒中发病率与国外相似。非瓣膜性心房颤动患者的平均年龄为 70 岁，这些患者当中，有 5.3% 的患者患的是缺血性卒中，与欧美国家相似（4% ～ 6%）。住院患者的心房振动患病率卒中率为 24.8%，且随年龄增长趋势明显，80 岁以上患病率为 32.9%。

目前国内应用华法林抗凝的实际情况与指南存在巨大差距；不仅自然人群应用抗凝治疗的比例很低，住院患者也很少接受规范抗凝治疗，还有很多患者应用抗凝治疗但没有监测。脑卒中发病率高和抗凝药物的"四低"（使用华法林抗凝的知晓率低、应用华法林和阿司匹林抗凝的治疗率低、应用华法林抗凝的 INR 监测率和达标率低），是中国房颤患者的特点。

3. 病因和诱因

（1）房颤的急性原因：有一些急性和暂时性的原因是导致房颤发生的主要原因。比如，急性心肌炎、肺动脉栓塞、电击、过量饮酒、急性心包炎、外科手术、急性肺部疾病（如慢性阻塞性肺疾病急性加重期）和甲状腺功能亢进，通过对基础疾病的治疗，房颤也就可以得到消除。心胸外科手术后和心肌梗死常见的早期并发症就是房颤。

（2）伴相关心血管疾病的房颤：器质性心脏病患者发生房颤的概率大约有70%，其中含有冠心病、瓣膜性心脏病、高血压病，特别是有左心室肥厚（LVH）时、肥厚型或扩张型心肌病以及先天性心脏病的。缩窄性心包炎、心脏肿瘤、限制型心肌病、特发性右心房扩张以及慢性心力衰竭二尖瓣脱垂、二尖瓣环钙化等也常伴有房颤的发生。

（3）不伴有相关疾病的房颤：在年龄较小的病患中，大概有30%的病患没有器质性心脏病，同样也没有慢性阻塞性肺疾病、甲状腺功能亢进和嗜铬细胞瘤等的，被称为孤立性房颤（lone AF）或特发性房颤（idiopathic AF）。

（4）自主神经张力异常：在容易发生房颤的病患中，自主神经张力异常也是一个诱因，不少病患房颤的发作跟迷走神经和交感神经张力的变化是相关联的，Coumel 把它分成交感神经性房颤和迷走神经性房颤。

房颤的病因和诱因总结如表 9-6。

表9-6　房颤的病因和诱因总结

电生理异常
自律性升高（局灶性）
传导异常（折返）

心房内压力升高
三尖瓣或二尖瓣病变
心肌病变（原发或继发心肌病变导致收缩或舒张功能异常）
半月瓣异常（导致心室肥厚）
高血压或肺动脉高压（肺栓塞）
心脏内肿瘤或栓子
心房缺血
冠状动脉疾病
心房炎症或浸润性疾病
心包炎
淀粉样变
与年龄有关的心房纤维化
药物
酒精
咖啡因
内分泌疾病
甲状腺功能亢进症
嗜铬细胞瘤
自主神经张力改变
迷走神经活性增高
交感神经活性增高
心房内或邻近心房的原发或转移性疾病
术后
心脏、肺脏或食管手术
先天性心脏病
神经源性

蛛网膜下腔出血
大面积卒中
孤立性房颤
家族性房颤

4. 病理生理机制

（1）心房病理学：在继发于器质性心脏病的慢性心房颤动中，基于原始异常，心房结构变化的恶化会更严重。心房纤维性肌肉肥大是主要的，有时只有组织学特征，一般情况下是因为心房扩大、脂肪变性、纤维化分布不均、坏死、淀粉样变性和炎症改变等。心房肌细胞变性，包括内质网局部积聚，线粒体积聚扩大区和插入未指定的糖原盘或替代肌原纤维。纤维化程度跟纤维化扩散所分布的局灶性纤维化是不同的，还可包括窦房结。心肌纤维化可导致电传导各向异性增加，局部或折返导电阻滞形成，并可能影响心房肌细胞与心肌细胞之间的心房信号。心房电生理异质性的重要原因是正常和异常心房颤动的相邻程度。结构性心房变化是心房纤颤出现和持续的重要基质，其中一个典型的案例就是继发于全身性疾病。甲状腺功能亢进或电解质紊乱的房颤，通常不伴有病理学异常，或至多有非特异的散在心房组织纤维化。心房颤动可能是由于心肌细胞离子通道异常导致的心房功能异常，或者由于目前不能识别的病理引起的变化。

（2）房颤的发生机制：这个发生机制不是唯一的，而是跟怎么引起房颤的、房颤是在怎么样的条件上产生并进行下去的有关。概括起来就是两个角度，并且这两个角度是不同的，应该具体分析。首先来看其中一个角度，即房颤是怎么被引起的，那就要从多方面来考虑了，如急性心房牵拉、神经刺激，神经刺激又分为两个方面：交感神经和副交感神经，再比如患者的心动是不是不够快、甚至慢的有点多，再比如患者的心动是不是又尤其的快速了，再比如患者的房室旁路是什么样的。由此可见，引起房颤的原因并不是唯一的，而是有多种可能的，不能用单一的眼光看问题。下面来看另一个角度，即房颤是在怎么样的条件上产生并进行下去的，有一个会发生房颤的必要的因素，那就是有房颤产生的条件，只有有这个条件，房颤才有可能出现，才有可能进行下去。这个条件是什么呢？就要从电重构、解剖重构说起了，这两个东西有着这样的特征，即心房缩短、心房扩张，而心房的扩张又是有效不应期的，重构变化对于多发折返子波（multiple-wavelet）的促成有着积极的推动作用。如果不从上述几方面去考虑的话，就要从其他方面来考虑了，如心房当中，有一些电生理特性变化，从几个方面来说，局部阻滞、有效不应期离散度增加、心肌束的分隔、传导减慢等。并且，有新的认知和发现，那就是房颤并不是单一产生的，而是在不少机制的联合辐射下形成的。这有时间作用的结果，因为随着时间的推移，人们的认知也是在发展的。体现在对一些专业知识的认知和了解上，如电重构、心肌袖、局灶驱动机制。除此之外，不仅认知发展了，实际当中的临床治疗也随之发展了，这体现在治疗方法上的进步，不局限于药物治疗了，而是在非药物方面取得了越来越多的突破。

A. 折返机制：这主要从两方面来论述，首先是自旋波折返，它是由 Winfree 提出的，并且是在上世纪的 80 年代末，这个说法是关于自旋波，它认为其产生和一些东西是有关系的，如波裂。这方面还得提到一点，那就是兴奋波，它是有变化的，具体什么变化，跟一些东西有关系，至于什么是兴奋波，那就是心脏通常被点兴奋源产生的环形波或线性兴奋源产生的平面波所控制。去极化平行波麻痹遵循复极化组，波长是波浪与其复极化波尾之间的距离。所有平面波和环形波的波点的速度是相对恒定的，因此波阵面不可能与复极化波尾相遇。但是，当心肌兴奋性的恢复不一致时，就会出现波前和尾部复极化在特定点处遇到。当波裂发生时，波阵面曲率达到最大限度，以致兴奋波被迫开始围绕某一小区域旋转，这一由未被兴奋的可兴奋心肌组织构成的区域即为自旋波核心或转子。自旋波折返的一个显著特征是：其核心为未被兴奋的可兴奋心肌。自旋波折返的主旨在于房颤的有序性，即貌似随机无序的电活动，实质上是某一确定机制所决定的有序活动。

其次是多发子波折返，这个机制的产生比上个机制的产生要早，是在 20 世纪 50 年代，提出者是 Moe 和他的工作伙伴，而且这个说法在当时盛极一时，有着不可撼动的位置。他们有这样的想法，那就是波阵面在扩散到心房的过程中被分成几个部分，每个部分产生一个具有自我复制能力的"儿童波"。任何时候发生的微波量取决于强心周期，心房各部分通过的质量和速度。由异位局灶性脉冲的快速分布引起的过早的痉挛或起搏搏动或心动过速是心房颤动的最常见原因。房性早搏可引起心房多发波引起的心房颤动，但如果心房内没有多重再入基质，即使有兴奋剂也不会发生心房颤动，否则会有许多小波再入激动剂。基质异常存在，如果不引起，心房颤动很少发生或复发。

B. 触发机制：早在 1953 年 Scherf 等就提出了异位局灶自律性增强是房颤发生机制的假说。Haissaguerre 等首先采用导管射频消融异局灶和 / 或其冲动引起的房性早搏来治疗阵发性房颤取得了成功，并发现肺静脉的异位兴奋灶可通过触发和驱动机制发动和维持房颤，而绝大多数异位兴奋灶（90% 以上）在肺静脉内，尤其左、右上肺静脉。下面来看一个名词，那就是肺静脉内心肌袖，它是什么东西，又是怎么形成的，首先看其解释，它有着很重要的作用，解剖学具有让人很兴奋的特性，而其就是形成这个解剖学的基质。在组织学上，肺静脉入口处的平滑肌细胞中存在根深蒂固的肌肉成分，即心肌细胞位于肺部的肺静脉中，并且上肺静脉比下肺静脉结构更宽更饱满，形成心肌袖。在胚胎发育过程中，腔静脉和冠状窦也会形成肌肉，这种异位兴奋可引起心房纤颤。但是，这个异位兴奋灶并不是一定依附于心房某一个部位的，还有很多个位置，如心房游离壁、房室交界区、界嵴（crista terminalis）、Marshall韧带、房间隔等。

C.自主神经机制：心房肌的电生理特性在不同程度上受自主神经系统的调节。许多研究发现，自主电压变化在心房颤动中起重要作用。Coumel和其他人被称为神经源性心房颤动，并根据发生的机制将其分类为迷走神经性房颤和交感神经房颤。第一种发生在夜间或餐后最多，特别是在无器性质心脏病的男性患者中，后者在白昼最常见，主要由运动、情绪激动和异丙肾上腺素的静脉输注引起。迷走神经性房颤与不应期缩短和不应期离散型增高有关；交感神经性心房颤动主要是由于心房肌细胞的兴奋性增高，触发激动和微折返环形成。在器质性心脏病中，心脏生理性的迷走神经优势逐渐丧失，交感神经性房颤变得更为常见。

（3）房颤对心肌组织和血流动力学的影响：心房颤动在血流动力学中的主要影响是3个方面：心房泵血功能丧失、心室快速反应和不规则心室节律。对于心室舒张期充盈受损的患者，心房泵血活动的丧失可能导致心输出量显著减少。心房颤动期间不规则的心室节律可能导致血流动力学紊乱，并且在一些患者中，心房颤动的第一次发作表现为心力衰竭。在心房颤动期间持续增加的心室率（≥130次/分钟）可能引起心动过速。稳定的持续心房率也会损害心房的机械功能，导致由心动过速引起的心房心肌病。由于心房组织的重建，即使心房颤动转为窦性心律，心房收缩功能也无法及时恢复。心肌能量减少、重塑、缺血和钙调节异常可能与策略的发展有关，但确切的机制仍不清楚。

（4）房颤患者血栓形成的病理生理学：血栓栓塞的机制非常复杂，心房颤动患者中风的25%是由他们现有的脑血管疾病，其他心脏栓塞或主动脉动脉硬化引起的。老年房颤患者中约有50%患有长期高血压，这会增加患缺血性卒中的风险。由心房颤动和缺血性卒中以及全身动脉栓塞引起的大多数血栓来自左心房附着（LAA），经胸超声心动图易受影响，一种检测血栓形成的敏感而特异的方法。血栓的形成与房颤时心房丧失了节律性机械收缩致左心耳血流速度减慢、血液淤滞有关。研究发现左心房/左心耳血流减慢与自发性回声（spontaneous echo contrast）、血栓形成以及栓塞事件有关。

5. 分类

根据房颤的发作特点，房颤可分为 3 类：阵发性房颤（paroxysmal AF）、持续性房颤（persistent AF）及永久性房颤（permanent AF）。

（1）阵发性房颤：指持续时间 < 7 d 的房颤，一般 < 24 h，多为自限性。

（2）持续性房颤：指持续时间 > 7 d 的房颤，一般不能自行复律，药物复律的成功率较低，常需电复律。

（3）永久性房颤：指复律失败不能维持窦性心律或没有复律适应证的房颤。

关于房颤，有很多东西我们是不完全清楚或者一知半解的，这在其病史、发作时间、病发后会有多长时间、是一次病发还是多次病发等方面都有体现。患者的病症不是都一样的，有的可能表现得早，有的表现得晚，有的表现得明显，有的表现得模糊，这就加大了研究和控制的难度，因为首先我们都无法去对这个具体的时间做出认定，更别说其他的了。

多种疾病和诱发因素可以导致房颤（见表 3-6）。孤立性心房颤动是年龄小于 60 岁的证据，并且没有（无法找到）心肺疾病（包括高血压）的临床或心电图检查结果。这些患者的血栓栓塞和死亡风险低，预后良好。然而，随着时间的推移，由于年龄增加和心脏结构异常（如左心房扩大），患者不再与该类别相关联。非瓣膜性心房颤动是指无风湿性心脏病，人工瓣膜置换或瓣膜修复的患者的心房颤动。

6. 临床症状

任何一种病在临床上的表现都不是完全一样的，房颤也不例外。任何一种病症的病因都不是唯一且确定的，房颤同样不例外，引起并发的原因可能有很多。在发病的时间，或者何时病症能减轻、甚至消失这一事情上，也是因人而异、因时而异、具体情况具体分析的。下面来具体说房颤，在临床上有什么反应，主要影响因素。它可能会跟患者的心室率、以前得过的病种、发病的时间长短、心脏的功能等方面脱不了关系，并且会感到头晕、很累、胸疼、不容易呼吸、心跳加快等反应。但是，并不是所有的患者在一开始都会显现出不适，有的可能会在中期、中后期才有感觉，发现的则比较晚了。

7. 诊断

（1）病史和体格检查：诊断心房颤动，包括病史和体格检查，至少需要一个导联心电图或动态心电图确认。心房颤动患者的初步评估包括确定心房颤动的类型、确定病因、寻找与心房颤动和先前治疗相关的不同心脏和心脏因素、如评估高压患者、瓣膜疾病等基础心脏病和甲状腺疾病。体格检查显示心音不强、心率绝对不均匀、短脉冲通常表明存在心房颤动。

（2）心电图表现：①窦性 P 波消失，代之以大小、形态、间隔不规则的 f 波，频率 350～600 次 / 分钟；②RR 间隔绝对不等；③QRS 波群形态多正常。

房颤患者发生长间歇较为常见，原因是房室传导组织生理不应期的干扰、连续的隐匿性传导、睡眠时迷走神经张力增高以及影响心脏自主神经张力的因素造成室上性激动延迟或不能下传引起长 R-R 间期。所以普通心电图上出现长 R-R 间期，不能轻易地诊断为房颤合并高度房室传导阻滞。患者在清醒状态下房颤持续发作期间出现频发 R-R 间期 ≥ 3.0 秒，同时伴有与长 R-R 间期相关症状者，作为房颤治疗时减药、停药或植入心脏起搏器的指征可能更有价值。房颤时如果出现慢而规则的 R-R 间期，常提示房室阻滞、室性或交界性心律。

（3）心脏超声和 X 线检查：在初步评估中，所有心房颤动患者均需进行超声心脏检查，左心房和左心室直径测量及壁厚，并排除心脏瓣膜病，心肌病和心包疾病。左心室收缩和舒张功能的评估有助于指导抗心律失常和抗凝治疗。经食道超声检查可以检测左心房的血栓形成。X 线胸片可以估计心脏的大小和肺部状况。

（4）运动试验：在接受抗心律失常药物应用心肌缺血患者之前，应检查运动试验。运动试验还可以评价持续或永久性房颤患者在活动时的室率控制情况。

8. 治疗

（1）治疗原则：①应积极寻找原发病和心房颤动的诱发因素，并据此处理。②射频消融。③药物治疗。

（2）急性心房颤动的治疗：①毛花苷 C 0.4 mg 静推。②美托洛尔注射液，用量：0.2 mg / kg 或 15 mg 负荷，缓慢静脉注射分为三（1mg / min），每次间隔 5 min。③维拉帕米（维拉帕米）5 mg，同时可在 10 min 内加入 5 mg，24 h 总量不超过 10 mg。④胺碘酮 200 mg，3 次 / 日，1 周后减至 200 mg，2 次 / 日，1 周后再减至 200 mg，1 次 / 日，维持剂量可减至 200 mg / d，5 d/ 周。

（3）慢性心房颤动治疗：①心律平（普罗帕酮）150 mg，口服，每日 3 次。②胺碘酮 200 mg，3 次 / 日，1 周后减至 200 mg，2 次 / 日；再 1 周后减至 200 mg，1 次 / 日；维持剂量可降至 200 mg / d，5 d/ 周。③美托洛尔 12.5 mg，口服，2 次 / 日，1 周后心率控制较差，增加至 25 mg，口服，2 次 / 日，此后每周可增加剂量 25 mg / d，至心率小于每分钟 100 次。④地高辛 0.125～0.25 mg，口服，1 次 / 日。

（4）预防栓塞并发症：阿司匹林肠溶片 75～100 mg，口服，1 次 / 晚或拜阿司匹林 0.1 g，口服，每晚 1 次。

（六）阵发性室上性心动过速

1. 概述

室上性阵发性 Taxicheck 称为室上性心动过速。大多数心电图显示正常 QRS 模型和常规 PR 间期的快速心率。心房颤动和心房扑动在心肺疾病患者中更常见，如慢性阻塞性肺病和心脏瓣膜病。手术后，在没有明显器质性心脏病的人群中也可以看到它。房室结折返（AVNRT）和房室折返策略（AVRT）在没有结构性心脏病的患者中更常见。

2. 流行病学

阵发性室上性心动过速（室上速）包括房性心动过速（房速）、心房扑动（房扑）、房室结心动过速（AVNRT）和房室折返性心动过速（AVRT）再入。其发作的频率和持续时间在不同患者中差异很大，患者症状和临床表现与患者是否患有疾病的性质和严重性以及心肺疾病密切相关。这些特征是流行病学研究，它带来了很大的困难。根据病史研究，很难对房速进行一般性研究，是不可靠的，根据心电图研究，是不可靠的，如果不是在发病期，心电图检查就没什么。然而，在我国每年完成导管消融室上性阵发性射频导管的情况下，这是常见的心律失常。据有关调查资料显示，阵发性室上速的发病情况为，10 万人中每年有 35 人会发病。

房速的发病率跟年龄是成正比的，年龄越大发病率越高，在老年人中每 100 人就有 13 人会患病。当有非缺血性心脏病、急性心肌梗死（AMI）、药物中毒（如洋地黄）、阻塞性肺部疾病、血电解质紊乱等情况时，房速的发病率也会增多。但这并不是说房速只在老年人和有以上疾病的人群中发生，在正常的年轻人群中非持续性房速的发病率有 2%，房扑的发病率大概是 0.088%，其中至少有一半并发房颤。房扑的发病率也是随着年龄增加而增长的，在 50 ～ 79 岁人群中，房扑的发病人数是 510 万，80 岁以上则为 58 710 万。由外科手术、AMI、肺炎等诱发的房扑人群占房扑患者的 60%。房扑可发生于心力衰竭（心衰）、高血压、慢性肺部疾病及先天性心脏病（先心病）外科手术后的患者。

3. 发病机制

（1）折返机制：大部分的室上速的机制是折返机制，这是有心脏电生理学的研究结果证实的。它可由解剖上的折返环、功能上的折返环或两者同时存在，造成折返激动。一般情况下，形成折返激动要有以下 3 点并存：第一，有多于两条解剖上（功能性）的传导途径，并且出现了一个闭合环，这个环是由两端——远端、近段形成的；第二，传导时间要足够长，使得单向传导阻滞的径路不应期得以恢复其应激性；第三，其中一条具有单向传导阻滞。我们见得多的有不止一种，如 AVRT、AVNRT，他们是折返性室上速，再就是持续性交界区折返性心动过速（PJRT）和房扑等。

（2）触发活动的异常：这种类型是由复极化过程的无序引起的去极化后很大程度上是潜在的。当去极化后的电位达到某个阈值时，产生潜在的动作。

（3）冲动起源异常：脉搏率可能发生在正常自律细胞或非自律细胞并在病理条件下转化为自律性的细胞，因此临床上已发现：第一，增加自我自律，如不合适的窦性心动过速（窦速度）；第二，异位自律，如某些类型的房性心动过速。

4. 临床表现

这种疾病在没有结构性心脏病的人群中很常见，女性少于男性，并且已经表明室上性阵发性房速与心脏的一些先天性结构异常相关，并且在大多数情况下未发现这种小的结构变化。当症状轻时，你可能只有心悸、头晕、疲劳、胸痛、呼吸困难、晕厥、抽搐或休克。如果存在其他心脏疾病和患者耐受性，症状的严重程度取决于开始时心律的频率。开始时的心率通常为每分钟 160 ~ 220 次。每次都会持续几秒钟，几分钟，几个小时甚至几天。它是自动或治疗后，通常可以重复。

（1）开始和停止通常是意料之外的，刺激主要是情绪、身体位置的意外变化、突然紧张、疲惫。

（2）多有心悸、头颈部发胀、胸闷、乏力，有的会出汗、呕吐、多尿、四肢发麻等，有时休克、伴恐惧感、抽搐发作（阿一斯综合征）以及急性心力衰竭、心绞痛。

（3）极少数可有快而规则的心律，心率多有 160 ~ 220 次 / 分钟，第一心音强度不变，脉细而快速。

5. 检查及诊断

（1）发作时心率 160 ~ 220 次 / 分钟，心律规则，持续数秒至数天，不受体位、运动或情绪激动的影响。

（2）心电图显示心率 160 ~ 220 次 / 分钟，RR 间期规则或基本规则；QRS 波群形态和正常窦性心律的 QRS 波群相同，QRS 时间 < 0.1 秒，可有 ST 段压低和 T 波倒置；P 波形态不同于窦性 P 波，或位于 QRS 波之后，或与 T 波重叠，不易辨认。

（3）临床电生理检查可确定心动过速时折返运动的部位。

6. 鉴别诊断

本病主要与以下疾病进行鉴别。

（1）窦性心动过速：一般心率很少超过 150 次分钟，且受呼吸、运动及体位影响，心电图可见窦性P波出现，可助鉴别。

（2）房扑及房颤：心电图可助鉴别。

（3）阵发性室性心动过速：①连续3次以上快速的室性早搏，QRS波群畸形，时间≥0.12秒，频率规则或略不规则；②窦性P波与QRS无关，呈房室分离，P波频率较慢，埋于QRS波群内故不易发现；③有时见心室夺获和心室融合波。心室夺获的QRS波群形态接近正常，偶有1∶1室房逆行传导，QRS波群后有P'波，并兼有不同程度的室房传导阻滞。压迫颈动脉窦心率不变，常见于冠心病，特别是急性心肌梗死等有器质性损伤心脏病患者，心电图可有室性心动过速特征性改变，可助鉴别。

（4）阵发性房性心动过速：①持续3次以上快速而规则的心搏，其P波形态异常；②P-R间期＞0.12秒；③QRS波群形态与窦性相同；④心房率每分钟160～220次；⑤有时P波重叠于前一心搏的T波中而难以认出，可伴有一或二度房室传导阻滞。

（5）阵发性交界区性心动过速：①连续3次或3次以上房室交界区过早搏动，发生频率为160～250次/分，节律规则；②P波和QRS波群形态具有前述房室交界处性早搏的特征，P波可在QRS波群前、中或后，呈逆行性，还可以并发不同程度的前向或逆向传导阻滞，同时或不同时都可出现房室分离。

7. 治疗

（1）治疗原则：①症状不重、偶然发作而且没有器质性心脏病的病患可以不用吃药治疗。②无器质性以及眼病患者发作时，可以通过刺激迷走神经的方法先终止发作，如没有效果再配合药物治疗。③若发作症状较重时，要先用维拉帕米或普罗帕酮平静脉注射，也可采用直流电复律和食道或右房超速调搏先终止发作，非预激综合征而伴心功能不全者先用毛花苷C静脉注射。④发作频繁患者，宜作射频消融治疗。

（2）发作时的治疗

A. 刺激迷走神经使发作终止，包括压迫颈动脉窦（有脑血管病者禁用），在吸气后要屏住气，然后用力做呼气运动，刺激咽喉部引起恶心或呕吐。

B. 药物治疗：①维拉帕米；②毛花苷C；③升压药物；④三磷酸腺苷酶；⑤新斯的明。无心力衰竭者要先用维拉帕米5 mg稀释后缓慢静推，当无效时要追加，但一般总量不能超过15 mg。有心衰者要先用毛花苷C，第一剂0.4 mg，稀释后缓慢静推，当无效果时2 h后可追加0.2 mg，但24 h的总用量不能超过1.2 mg。快速静推ATP 20 mg可终止室上速，需要注意的是老年人及病窦综合征者禁用。静脉推注普罗帕酮75 mg或胺碘酮150 mg亦可终止室上速发作。

C.同步直流电复律：当上述方法治疗没有效果时可用此法治疗，需要注意的是，洋地黄中毒引起的心律失常患者及低血钾者不能用洋地黄、电复律治疗。

D.食道或右房超速调搏终止心动过速。

（3）射频消融治疗：预激综合征引起的室上性心动过速最有效和最完整的治疗方法就是射频消融。治疗室上性阵发性心动过速的有效而安全的方法是射频冷冻，简单，经济，仅需局部麻醉，也可用于心功能不全。在透视的指导下，心内光生理学被用作测量异常传导位置和避免射频的指标。目前，射频消融被广泛应用于治疗心房颤动、房性心动过速以及一些室性心动过速。最近几年里，心房颤动的射频消融频率逐渐提高。不断改进技术，射频消融将进一步提高不同类型快速性心律失常的有效性，这样才能成为有效而安全的方法。

（七）预激综合征

1. 概述

下面来说预激综合征（WPWS），首先说其概念，它是指正常心脏房室传导系统外，存在附加传导旁路，在心房冲动沿着正常的传导系统下传尚未到达心室之前，部分或全部由附加旁路激动心室，而易发生室上性心动过速的一种综合征。再就是房室旁路（accessory atrioventricular pathways），它起连接的作用，用于心室和心房的连接，也被叫作 Kent 束，它并不局限于某一个部位，而是比较宽泛，比较随意的。上面说到的是一种情况，再看别的话，还有几种，虽然不像上面的那么常见，但是也值得一说。第一，分支室纤维（fasciculoventricular fiber）；第二，结室纤维（nodoventricular fiber）；第三，房—希氏束（atriohisian tracts）。这些解剖联系构成各自不尽相同的心电图表现。

2. 病因与流行病学

在健康的年轻人中，通过心电图诊断的预激综合征的发生率为 0.25%，并且仅有 2% 的患者患有心动过速。在预激综合征患者中，心动过速发生率高达 80%。预激综合征可能发生在任何年龄，包括生命几个月的婴儿，没有任何特殊症状。大多数患有预激综合征的患者心脏正常，只有少数患者患有各种后天性或先天性心脏病，包括阿布斯坦畸形。 Abbot 的畸形患者通常有右壁通道的额外立交桥，而预激仅限于房间的右心室部分。罗西发现，一些因心律失常而死亡的患者有额外的通道超限，而且三轴瓣膜瓣的下降略有减少。患有 WPW 综合征和心动过速的患者约有 80% 的难治性金属室性心动过速，心房振动 15%，心房颤动 5%。病态窦房结综合征的发病率也远高于没有预激综合征的患者。先天性疾病如二尖瓣脱垂和心肌病可能因预激综合征而复杂化。

3. 分类

根据解剖部位预激综合征附加旁路可分为 3 类。

第一，Mahaim 束：也叫作束室附加旁路或者结室，它是传导束到心室或房室结到心室之间的肌束。解剖组织学基于从房室结下部直接释放肌肉包以与其包裹或心室肌结合以形成预兴奋性或室上性心动过速。

第二，Kent 束：也叫作房室附加旁路，与正常传导系统没有关系，它是从心房到心室的肌束。1985 年，Cox 从外科手术角度把房室附加旁路分为 4 个区域，即前间隔、后间隔、左心室游离壁、右心室游离壁。附加旁路多为单条占 80%，少数为多条（即 2，3 或 4 条）占 20%。其区域发生率：前间隔为 10%，后间隔为 26%，左心室游离壁为 46%，右心室游离壁为 18%。

第三，James 束：也叫作房室结附加旁路，它是心房到希氏束或心房到结下部的肌束。解剖组织学基于窦关节的前、中、后韧带到达房室结的上部。背部也被绕开以绕过房室结以到达房室结或其包装。心房冲动可通过 James 束快速传播，形成心室激动和室上性心动过速。

4. 发病机制

正常电冲动起源于窦房结，通过结间束然后到达房室结，电冲动在房室结有正常的延迟，然后到达希氏束及浦肯野纤维。正常希氏图中也可以反映该延迟：标准心电图的 P 波与心房电描记图一起发生；心室的电激动正好在 QRS 复合波的起始部；希氏束电描记图则延迟 60 ~ 100 ms。患 WPW 综合征的患者由于 Kent 束是房室附加旁路，则电冲动由正常传导途径下传的同时，也可经 Kent 束下传，经 Kent 束传导的冲动提前激动心室的原因是由于房室结冲动延迟的存在产生的，表现出短 P–R 间期、波及宽大的 QRS 复合波。预激综合征患者时常发作反复性心动过速的电生理基础是正常房室传导通路与附加旁路同时存在。很多病患，冲动沿正常房室传导通路顺行，而沿附加旁路逆行，从而形成环行运动，还可以被称为正向性心动过速。很少有病患出现冲动沿附加旁路顺行，而沿正常房室传导通路逆行，形成环行运动，还可以被称为负向性心动过速。

5. 临床表现

预激现象自身并不会引起症状，随着年龄的增长心动增强的发生率也会增加，大概为 1.8%，主要的症状表现是在预激比较明显的心电图患者之中，大概有 80% 的患者心率超速都是因为重复性心动折返过速，15 ~ 30% 是因为心房颤动，5% 是因为比较剧烈的心房颤动。跳动频率比较快的快速性心动过速（尤其是持续性的心房颤动），可恶化为心室颤动或导致充血性心力衰竭、低血压。

6.动态心电图检查

（1）Kent束预激综合征的心电图主要特征：①P-R间期缩短（通常是小于0.12秒的）；②QRS波在起始时顶部有预激波，是早期中风的预兆；③QRS波增宽；ST-T会继发性地随之发生变化。依据胸部波主要的动态过程，可以将预激综合征Kent束分为A型和B型。

A型经常见于左心室的游离壁以及位于后基根部的附加旁路所产生的预冲击波。心电图的主要特征：$V_{1~6}$主导的QRS波与V_1产生的Δ波是同一个方向的。常伴有标准导联的电轴右偏，Ⅰ导联的△波和R波负向，Ⅲ导联的△波和R波正向。

B型多见于右心室游离壁附加旁路产生的预激波，但其部位较A型变异大。心电图特征：$V_{1~3}$导联的QRS波群为负向，$V_{4~6}$导联的QRS波群为正向。常伴有标准导联电轴左偏，Ⅰ导联的△波和R波正向，Ⅲ导联的△波和R波负向。

在预激综合征Kent束所产生的症状中，又可以将其分为：显性的，有△波的，划分为前向传导；隐匿性的，无△波的，划分为逆向传导。

（2）预激综合征James束心电图的主要特征：没有△波，P-R的间隔时间小于0.12秒，QRS波显示正常。

（3）预激综合征Mahaim束心电图的主要特征：有△波，P-R的间隔时间正常，QRS波的间隔时间超过0.12秒。

预激综合征发作房室折返性心动过速，最常见的类型是通过房室结前向传导，经旁路做逆向传导，称正向房室折返性心动过速。这种类型的心电图特征与使用逆行传输的房室心动的速率相同，并且QRS的复杂模型和时间线是正常的。在大约5%的病患中，折返的途径正好相反：通过旁路正向传导和房室结逆向经过，导致逆行性房室的折返路径心动过速。当发生心动过速的时候，QRS复合体会扩张并变形，这个提示很容易被误认为是室性心动过速，还应该进行最终的确定。预激综合征在发作的时候也伴随着心房扑动和心房颤动，如果脉冲通过旁路传播，由于它的不应期较短，将产生快速的心室率，还有可能转变成心室颤动。

预激综合征患者应在这些情况下进行心电生理检查：①以帮助最终确定症状；②旁路位置和数量的确定；③在心动过速时，确定旁路是作为"旁观者"，还是参与折返路径的一部分；④确定预激综合征发作时，心房扑动或颤动的同时心室率的最高值；⑤评价外科手术、导管消融还有药物对治疗的效果。

7.显性预激综合征体表定位

分析体表心电图能够定位旁道的准确位置，以便为外科手术的治疗以及射频消融提供必要的依据，还可以依据患者的身体情况做出前期的判断，还具有临床参考价值，是非常值得掌握的专业技术诊断。

8. 鉴别诊断

（1）束支传导阻滞：束支传导阻滞时 P-R 间期 > 0.12 秒，QRS 波时限 > 0.12 秒，异常宽大者多见，P-J 间期常 > 0.27 秒，QRS 波虽有挫折粗钝，但初始部无预激波，图形一般恒定或随病理过程而有转变。大多数无室上性心动过速、心房颤动等并发症。

（2）心肌梗死：通常不易误诊，但有时向下的 δ 波可有一个主波向上的 QRS 波群，与 δ 波位于等电位线上伴有一个主波向下的 QRS 波，这样就酷似病理性波而误认为心肌梗死。鉴别要点是 WPW 综合征的心电图表现：①在其他导联上有典型向上的 δ 波 QRS 波增宽；② P-R 间期 < 0.12 秒；③缺乏心肌梗死的原发性 ST-T 改变。此外，应仔细询问病史，是否有心肌梗死的症状及血清心肌酶改变的诊断依据。应特别重视心电图的演变过程，尤其是 ST-T 波演变规律。

（3）心室肥大：A 型 WPW 综合征的 V_1 导联呈 R 或 Rs 型，酷似右心室肥大，但 WPW 综合征 P-R 间期 < 0.12 秒，QRS 初始部有预激波，V_5、V_6 导联 S 波不深，很少有电轴明显右偏。B 型 WPW 综合征 V_5 导联 QRS 波高大，应与左室肥大相鉴别，依据 P-R 间期 < 0.12 秒，有 δ 波等，鉴别并不困难。

9. 治疗

（1）心室预激患者可能无症状或偶然有快速心律失常而不伴有明显的症状，这些患者不需要电生理检查或治疗，如患者有频繁的快速心律失常发作并引起明显的症状，应给予治疗。

（2）药物治疗方案同 AVNRT。

（3）频发性心动过速发作或者药物治疗不良的患者，可以运用射频消融的治疗方法。

（4）如果 QRS 波群不规则，R-R 间期明显异常，心房颤动疑似和预激有关，明令禁止使用洋地黄、维拉帕米以及 ATP，因为这三种药品都可以缩短旁路的时间并且加速旁路的传导，甚至发生心室颤动。

（八）室性心动过速

1. 概念

室性心动过速（VT）指的是在希氏束分叉下面发生的心室肌、浦肯野纤维以及束支剧烈的心率过速。目前，Wellens 的定义在中国得到了很大的认可，将室性心动过速定义为自发性心室性除极活动，频率超过 100 bpm，并且连续 3 次或更多次。

一般情况下，人体的左心室和右心室均可发生室性心动过速，经常性发作时的频率大概在 100 bpm 左右，还可能会造成血流动力学向着恶化的方向发展，如得不到及时及有效地处理，可引起心脏性猝死或死亡。

2. 病因

室性心动过速常发生于各种器质性心脏病患者中。冠心病是其中最常见的，特别是曾有心肌梗死的患者；其次是心力衰竭、心肌病、二尖瓣脱垂、心瓣膜病等；其他病因包括代谢障碍、长期 QT 综合征、电解质紊乱等。在无结构性心脏病的人群之中也可能会发生室速。

室性心动过速可发生在没有结构性心脏病的人群中。

3. 分类

（1）根据临床症状进行分类

①血流动力学比较稳定，表现为无症状或症状较轻微。②血流动力学不稳定，在晕厥前通常表现为头晕、头昏、无力、黑蒙或虚脱，昏厥时还伴随着心脏骤停、心源性突然死亡（SCD），而"血流动力学不稳定"虽然被广泛使用，但没有严格的定义，它的含义是：心律失常伴有低血压和组织灌注不良，如果不治疗则可导致心脏骤停或者休克。

（2）根据电生理进行分类

非持续性室性心动过速（NSVT）是指室性心动过速持续时间不大于 30 秒，含有单型和多型态 VT；休克；持续性 VT 意味着持续的时间超过 30 秒，包含有单型和多型 VT、双向性 VT、束支折返性 VT、室扑、室颤（VF）以及尖端扭转性 VT（Tdp）。

（3）根据病因进行分类

无结构性心脏病特发性的心动过速和结构性心脏病型室性心动过速，包括慢性心脏病、中风、心脏结构正常、先天性心脏病、心肌病（心肌病扩张、肥厚性心肌病、右心室致心律失常性心肌病）等。

值得注意的是，结构性心脏病与室性心律失常的临床表现类型和严重程度之间存在比较多的类似症状，如血流动力学稳定性、心肌梗死（MI）中的 VT 耐受性以及心脏病患者的病史功能。

4. 临床表现

室性心动过速的临床表现的特征在于心室率、持续时间、基础心脏病和心脏功能的变化。非持续性室性心动过速（起始时间小于 30 秒，可能是自我中断）的患者症状不明显。持续的室性心动过速（超过 30 秒的发作时间，在终止之前需要药物治疗或电复律）通常伴有显著的血流动力学紊乱和心肌缺血，临床症状主要有晕厥、呼吸短促、低血压、少尿以及心绞痛等。

听诊时心律有轻度的不规则，第一和第二的心音发生分裂，收缩性心脏中风的血压可能会有所不同。房室发生完全性的分离时，第一心音的强度也会经常性地发生改变，颈静脉的间歇会产生巨大的 α 波。当心室跳动逆向传导并继续捕捉心房时，心房和心室几乎同时收缩，并且颈静脉密封呈现规则和大的 α 波。

5. 室速的临床评估

（1）12 导心电图

检查是最常用的技术，它不仅有助于识别 SCD 和室性心律失常产生的各种先天性异常，如短 QT 综合征（SQTS）、长 QT 综合征（LQTS）、Brugada 综合征以及致心律失常性右心室心肌病（ARVC），还可发现结构性心脏病、电解质异常致使的房室传导阻滞、束支阻滞、心室肥厚以及 Q 波 MI 等。QRS 的间隔期延长（120 ~ 130 ms）以及复极异常（QTC 420 ~ 440 ms）都可作为 DUD 预测的因子。

室速的心电图的主要表现：①出现 3 个及以上室性期前连续的收缩；② QRS 波群形态异常，时间大于 0.12 秒，ST–T 与 QRS 主波的方向相反；③心室率一般为每分钟 100 ~ 250 次，较有规律，但也略有不规则；④心房 QRS 复合体和独立活动没有特定的关系，形成单独的分区，随机个体或所有反动性心室激动心房捕获；⑤通常突然开始病情发作；⑥心室夺获和室性融合波，室速发作时少数室上性冲动可传心室，产生心室夺获，正常 QRS 波群发生较早，在 P 波后表现。心室融合 QRS 复合波在窦性和异位心室搏动之间，它的意义主要是捕获心室的一部分。心室夺获发作和心室融合波的存在为建立室性心动过速诊断提供了重要的依据。根据室速发作期间的 QRS 波群的形式，可以将室速区分为多形性室速和单形性室速。QRS 复合波的方向交替出现，称为双向室性室速。

（2）动态心电图

需要进行心律失常的明确诊断、ST 段改变以及 QT 间期、风险评估和治疗确定都应进行动态心电图的检查，确定患者是否伴有室性心律失常短暂发作的症状，还应该运用事件监测机进行实时关注；怀疑偶尔会出现心律失常症状（如昏厥），但传统诊断技术无法确诊的，建议使用植入记录仪进行检测。植入记录仪需要进行外科的手术，但对于有生命危险症状（如晕厥）的患者，这种措施在严重心律失常的诊断中具有重要的作用。

（3）运动试验

运动试验主要是用来检测疑似患有冠心病（CHD）的病人的无症状性的心肌缺血。对于中度或高度 CHD 危险因素（如性别、年龄、心肌缺血等）的慢性心律失常的患者，进行运动检验可能会导致发生室性心律失常或者心肌缺血。

慢性心律失常风险（性别、年龄、心肌缺血等）运动试验可引起心肌缺血或室性心律失常。已知无症状 CHD 或者症状 CHD 患者，在运动期间或之后频繁发生室性早搏（PVB），与严重心血管事件的发生密切相关，但对 SCD 没有特异性。

（4）T 波电交替（TWA）

T 波电交替是运动试验或者心房搏动的过程中，每次心跳所产生的 T 波振幅以及形态的变化，它是确诊 MI 后非缺血和缺血的心肌病高危患者最有效的方法，并且不依赖于 EF 值。T 波电交替能够帮助心律失常较严重的患者确诊一些具有致命性的室性心律失常症状以及危险的分层。

（5）左心室影像学特征

对于疑似室性心律失常和心脏结构异常引起的严重室性心律失常或 SCD 危险因素的患者，如肿胀性心肌病、肥厚心脏、右室心肌病以及与 SCD 相关遗传性的疾病，这些都应该使用心脏超声检查进行确诊。对于没有明显症状的室性心律失常患者，其心肌缺血，当出现冠心病的中度危险因素时，普通的心电图检查难以进行可靠的诊断，还可以运用超声心动图 + 可行的运动试验或单发射计算机断层扫描（SPECT）检查，不能运动的患者可以进行心肌灌注或者心脏超声的药物负荷试验。心脏超声不能准确评估左室、右室的结构或功能改变情况下，推荐用磁共振成像（MRI）、CT 或放射性血管显像，必要时行冠脉造影。

6. 心电生理检查

心电生理检查对确立室速的诊断有重要价值。若能在心动过速发作时记录到希氏束波（H），通过分析希氏束波开始至心室波（v）开始的间期（Hv 间期），有助于室上速与室速的鉴别。室上速的 Hv 间期应大于或等于窦性心律时的 Hv 间期，窦性的 Hv 间期大于室速 Hv 间期为正值。由于不适当的导管的位置或其包络波被心室波伪装，因此无法确定 Hv 间期。在心动过速发作时，以过度的心房速度进行起搏。如果刺激的频率增加，则 QRS 波群的频率也会相应地增加，并且形态恢复正常，表明原始心动过速是室性心动过速。

7. 鉴别诊断

（1）室速与室上性心动过速伴有室内差异性传导的心电图表现十分相似，两者的临床意义与处理截然不同，因此应注意鉴别。

下列心电图表现支持室上性心动过速伴有室内差异性传导的诊断：①每次心动过速均由期前发生的 P 波开始；②P 波与 QRS 波群相关，一般情况下呈现 1:1 的房室传导率；③刺激迷走神经可减慢或终止心动过速；④心室内的长—短周期序列变化通常倾向于在 R-R 间隔之后紧跟的短 R-R 间隔之间。除此之外，在没有进行药物治疗之前心动过速表现为 QRS 时限超过 0.20 秒、宽窄不一，心率明显异常，心率超过 200 次 / 分钟，应怀疑为预激综合征伴心房颤动。

（2）VT与SVT伴差传的鉴别（Brugada流程图）：1991年，比利时学者Brugada根据宽QRS心动过速的图形特征，提出一个较大实用价值的分部诊断标准：

第一步：如果胸前导联V_1～V_6的QRS波群没有一个呈RS（RS、Rs、rS）形，则可诊断室性心动过速。

第二步：如果任何一个胸前导联呈RS、Rs或rS形，则测量RS间期（从R波起点到S波的波谷）。如果RS间期＞100 ms，则诊断为室性心动过速。

第三步：如果发现房室分离，则诊断为室性心动过速。

第四步：分析QRS波的形态，确定为左束支阻滞型还是右束支阻滞型。

A.心动过速呈右束支阻滞型（RBBB）时，若V_1呈R、qR、Rs，V_6呈QS，R/S＜1，可诊断为室性心动过速。

B.心动过速呈左束支阻滞型（LBBB）时，如果V_1或V_2导联的R波宽度＞30 ms，或RS间期＞60 ms，而V_6呈QR或QS时，可诊断为室性心动过速。

8.特殊类型的室性心动过速

（1）加速性心室自主节律

加速性心室自主节律也称缓慢型室速，其发生机制与自律性增加有关。这种类型的室性心动过速常发生在患有心脏病的患者中，特别是风湿热、洋地黄中毒、心脏手术、心肌病以及急性心肌梗死再灌注的时间段。攻击很短或暂时性的，患者通常无症状且不会影响预后，患者一般情况下不需要治疗。由于房室性房室破裂导致破坏收缩顺序，致使血流动力学紊乱，使用阿托品或加速窦房性起搏频率可以消除这种类型的室速。

（2）尖端扭转型室速

尖端扭转型室速是一种特殊类型的心室多形性心动过速，发作时QRS波群的波峰和振幅呈现周期性的变化，扭曲成一个恒定的等电位而得名。频率为200～250次/分钟。其他的特征主要有：QT间期一般会超过0.5秒，U波显著。当室性期前收缩发生在舒张晚期、落在前面T波的终末部可诱发室速。当发作快要结束时，QRS波段逐渐扩大，振幅增大，也不同于一开始时的形态，恢复到基础节律，或心室短暂性的停顿，或触发另一次发作。尖端扭转型室速也可发展为心室颤动甚至猝死。临床上，没有QT间期延长的多态性室速也有类似的形态变化，和尖端扭转型室速差别很小，但不是真正的尖端扭转，它们两者也有着截然不同的治疗原则。

本型室速的病因可为先天性、电解质紊乱（如低钾血症、低镁血症等）、抗心律失常药物（如II类或III类）、吩噻嗪类、三环类抗抑郁药、颅内病变、心动过缓等。

（3）早搏型室速

因为过早的搏动造成的室性心动过速，心电图胸部导联 V_1，呈右束支的阻滞图形，左侧阻滞分支模型 Ⅱ、Ⅲ、aVF_1 导联，并且 QRS 波群时间呈现正常或稍微增宽。

（4）多形性室速

正常心动过速症状在表现之前 QT 间期是正常的，心动过速发作时，心电图上导联着 3 个或 3 个以上的 QRS 波。这种类型的患者的心室率显示非常短时间的配对间隔，多形性室速没有明显的依据证明是器质性心脏病，表现窦性心律时，T/U 波、QT 间期都显示正常，但通常具有非常短的配对间隔，所以可以得出单一的室性早搏与室性心动过速的室性早搏它们的连律间隔都是很短的。原因尚不清楚，一些患者的发生机制可能是由某些活动而触发的。

（5）双向性室速

双向性室速多见于洋地黄中毒，心电图中较少出现双向性室速，在临床上也罕见。双向性室速根据其产生的机制不同在心电图上也有 3 种不同的表现形式：①双源性室性异位搏动：左右 2 个心室产生的炎症容易刺激心脏发生异位，并交替发射脉冲；②单源性室上性激动：从房室交界处，QRS 波持续时间一般不超过 0.12 秒，根据 RBBB 与左前、左后分支的结果，交替阻滞产生交替性的左、右束支阻滞图形；③单心室异位搏动：一种心室异位心脏起搏点，交替性的与左后分支和左前分支差异性地进行传导，或者在心室内折返，存在双出口，并且在左、右束支间折返。

9.治疗

（1）综上所述，室性心动过速的临床表现和电生理类型不同，治疗应区别对待。首先，有必要确定心脏的病理基础、电生理基础以及身体的一般情况，包括血液电解质的状况和血流动力学的影响。病因治疗通常比抗心律失常治疗更加重要。

（2）选择抗心律失常药物时应谨慎，并应充分考虑抗心律失常药物可能会致使心律失常。

（3）消融治疗时使用心脏起搏器，在很多情况下可以取得更可靠和更有效的治疗。

（九）心室扑动与颤动

1.概述

心室扑动和心室颤动在缺血性心脏病中很常见。此外，抗心律失常药物，特别是那些由 QT 间期延长和药物扭转引起的严重缺氧、缺血、心率加快以及电击伤等都可能会引起。心室扑动和颤动是致命的心律失常。

2. 心电图检查

心室正弦波模式，波幅比较大且规则，频率为 150 ~ 300 次 / 分钟（通常超过每分钟 200 次），与室速有时难以区别。心室颤动的幅度、波形以及频率都是很不规则的，没有办法辨别 ST 段、T 波以及 QRS 波群。急性心肌梗死原发性心室扑动，由于舒张期的室性提前收缩落在 T 波上触发室速，最终转变为心室颤动。

3. 临床的表现

临床症状包括抽搐、意识丧失、呼吸停止甚至死亡，心力衰竭导致听诊心音不明显，脉搏较弱，血压也没有办法测量。并非急性心肌梗死伴泵衰竭或心源性休克引起的心室原发性扑动，预后良好，抢救生存率最高，复发率极低。相比之下，与急性心肌梗死无关的心室颤动在一年内复发率为 20% ~ 30%。

4. 检查

首先需要检查心电图，做到准确的诊断，接着就是做好心电监护。之后，还要进行肝肾功能和电解质的检查，方便下一步的抢救工作。

心室扑动的心室波是宽大且规则的，向下与向上的波幅是不等的，频率一般为 150 ~ 250 次 / 分钟。心室颤动的波动是频率与振幅都不规则的，频率一般为 150 ~ 500 次 / 分钟。

5. 诊断

（1）心电图的特征

①心室扑动产生的心室波比较宽大且规律，向下和向上的波幅一样，频率一般为 150 ~ 250 次 / 分钟。②心室颤动产生的颤动波形态、振幅以及频率等完全不规则，频率一般为 150 ~ 250 次 / 分。③这两种症状都没有办法区分出 ST 段以及 QRS 波。

（2）感知不到主动脉的搏动，没有呼吸。

6. 治疗

应该在原地立即进行心肺复苏术，病人平躺在平坦的外置，用掌根拳击 2 ~ 3 次患者心前区胸骨的下端，同时还要采用人工呼吸以及进行外部心脏按摩，快速地建立有效的呼吸道、静脉通路、静脉注射肾上腺素、心电图监测、阿托品和利多卡因以及应用其他一些药物。应用上述措施还无效时，应进行无效除颤和心脏起搏，在对碱性酸和平衡电解质进行校正的同时，患者的低氧血症治疗可能会导致心室纤颤，为了预防无效的风险，可用自动除颤器。

第二节 急性左心衰竭

一、概述

急性左心衰竭指在短时间内发生的临床心脏病发作的变化，左心室收缩力明显降低和/或左心室负荷突然增加，导致心输出量急剧下降，肺瘀血和灌注不足急性组织综合征主要表现为心源性休克或急性肺水肿。

急性心力衰竭容易引起继发性的急性心功能异常发作，也可能与心脏病有关，也可能表现为急性发病或慢性心力衰竭的代偿。

二、病因以及发病机制

心脏功能的损害或解剖，导致心输出量急剧下降，静脉肺压突然增加，低灌注组织、肺毛细血管伤口压力（PCWP）和组织生长充血。心功能不全主要包括收缩期或舒张期心力衰竭（主要是缺血和感染）、心脏压塞、急性瓣膜功能不全、心律失常以及前后的负荷异常。

（一）急性收缩性或舒张性心功能不全

急性心肌收缩力和舒张功能减退、大面积心肌梗死、重症风湿性心肌、病毒性心肌病、特发性扩张以及限制性心肌病，都是因心肌细胞增生所致，心输出量急剧减少，左心室舒张压明显增高。

（二）急性压力超负荷

严重高血压、主动脉瓣狭窄、肥厚性梗阻性心肌病引起左心室压力超负荷，左心室组织阻塞，左心室心房压力增加。严重的二尖瓣狭窄，左心室鼓室、左心室溃疡减少，左心室心输出量降低心房压力，肺静脉压力和毛细血管压力增加，当体力活动，情绪等因素使你的血液循环增加，左心室心输出量增加是低于右心室心输出量，已发生急性左心室衰竭。

（三）急性容量负荷过重

急性心肌梗死感染性心内膜炎等所致乳头肌功能不全，腱索断裂，瓣膜孔引起的急性瓣膜反流，心室内主动脉窦瘤破裂，室间隔穿孔和输血过多过快或由于肾衰、内分泌疾病导致的排泄过少，或由于感染、甲状腺功能亢进、贫血、Paget病引起的高心排血量状态，从而引起前负荷增加。

（四）急性心室舒张受限

心力衰竭或急性心脏急性出血引起的心室舒张期心室受损减少，心输出量急剧增加，充血性肺动脉高压。由于左心室舒张期缩短引起的快速肺静脉血不能完全回流，引起肺静脉，毛细血管肺压急剧上升。

三、生理和病理

急性心衰最后的共同点是重度心肌收缩无力，心排血量不足以维持末梢循环的需要。

1. 很多种情况都能引起左室的舒张压急剧升高，左心房、肺静脉以及肺毛细血管的压力逐渐升高，血清渗入细胞间隙致肺间质瘀血；严重时，血清通过肺泡上皮或终末小支气管侵入肺泡，导致急性肺水肿。

2. 高儿茶酚胺血症、肺部感染，都会使肺间质液体增加，以增加间质肺容积，肺部张力减小，减少肺泡体积；肺表面的活性物质有损伤，通气不顺畅且肺内有杂物，导致肺内充血不足，氧浓度下降。

3. 呼吸道渗出液造成梗阻，粘液性支气管水肿，导致支气管痉挛并缺氧，呼吸道阻力增加，气体呼入与呼出功能障碍。

4. 组织缺氧，产生大量的乳酸，代谢不好容易酸中毒，加重心力衰竭，严重的室性心律失常，引起休克。

四、临床的表现

（一）症状

呼吸困难且较重，呼吸快速，每分钟高达30～40次，强迫体位，面色无血色、大汗、烦躁、咳嗽比较频繁、粉红色唾液泡沫，非常严重的患者神志比较模糊。

（二）体征

血压升高，当病情恶化时，血压下降。听诊时肺部布满湿啰音和哮鸣音，第一心脏声音减弱，心率快，肺心瓣第二次声音比较亢进。

（三）肺水肿的发展过程

1.发病初期

患者感到呼吸急促、焦虑，查体心率加快，皮肤较灰白，X片显示肺门有典型的阴影。

2.间质水肿期

它会加剧呼吸困难，但不会吐泡沫痰，降低呼吸频率，皮肤较苍白，发绀，心律加快，肺部喘息，有时还有小噼啪声。

3.肺泡水肿期

肺水肿以极度呼吸困难，严重紫绀，呕吐白色或粉红色的泡沫痰，肺部布满哮鸣音和水泡音，除了心率加快，还伴有奔马律。

4.休克期

休克期出现在水肿高峰期之后，倘若患者在水肿高峰期没有得到及时的治疗，接下来就会出现血压下降的症状，继而进入休克期。

5.临终期

临终期的特点主要有3点：一是昏迷；二是休克；三是出现严重的心律失常现象。

（四）急性左心衰竭 Killip 分级

急性左心衰竭 Killip 等级有4级，等级越高病死率越高。第一级病死率最高为5%，患者不会出现心衰的现象，但肺毛细血管楔压（PCWP）会升高。第二级病死率在10%～20%之间，患者会出现轻度或中度的心衰现象，中下肺野湿啰音，同时伴有第三心音奔马律、心律失常现象。此外，静脉压也随之升高，X光检查会出现肺瘀血。第三级病死率为35%～40%，此时患者会出现重度的心衰现象，并伴有急性的肺水肿以及满肺的湿性啰音。第四级病死率在85%以上，处于心衰竭第四级的患者会出现心源性休克的症状，收缩压小于90 mmHg，尿量少于20 mL/h，脉率大于每分钟100次，并伴有呼吸加速、皮肤湿冷等现象。

五、实验室及辅助检查

（一）心电图

心电图可确定心律，帮助确诊急性心衰的病因并评估心脏的负荷状态，可以描述出急性左室/右室或左房/右房劳损，心包炎及先前存在的左室和右室肥大或扩张型心肌病。12导联心电图和持续心电监护可以发现心律失常。

（二）X线检查

评估先前的心肺情况（心脏的形状和大小）和肺充血。用于诊断、疾病进展的随访或确定对治疗的反应。胸片可以有助于鉴别心力衰竭的病因。

间质性肺水肿：肺野透过度下降呈云雾状，肺纹理增多、增粗、模糊，可见Kerley B线。

肺泡性肺水肿：肺门大片蝴蝶形云雾阴影，向周围呈放射状分布。肺野广泛分布大小不等点片状阴影，边缘可融合大片。肺部CT可确定肺的病理改变和诊断大的肺栓塞或主动脉夹层。

（三）超声心动图

多普勒—心脏超声可评估局部或左室和右室功能、瓣膜结构和功能、可能存在的心包病变、急性心肌梗死的机械并发症以及观察占位性病变。可通过主动脉多普勒成像或肺时间速度轮廓测定评估心排血量。多普勒—心脏超声亦可以用于评估肺动脉压（通过三尖瓣反流血量）和测量左室前负荷。急性心衰除基础疾病外，可见左心房和左心室扩大，心室壁运动幅度明显减低，左室射血分数降低等。

（四）动脉血气分析

评估氧含量（PaO_2）、呼吸充分（PCO_2）、酸碱平衡（pH）和碱缺乏。

（五）肺毛细血管楔压（PCWP）

床边测定PCWP > 18 mmHg，是确定心源性肺水肿的金标准，尤其是PCWP > 25 ~ 30 mmHg时，强烈提示急性肺水肿。

（六）血浆B型脑钠肽（BNP）

心室释放BNP是血管张力和容量负荷升高的反映，增高的程度与心衰的严重程度呈正相关。BNP > 400 pg/mL，提示心衰；BNP < 100 pg/mL，提示心衰可能性很小。急性心衰已确诊，则血浆BNP浓度升高将会提示预后。但当患者出现"闪电性"肺水肿症状时，BNP值有可能是正常的。

六、诊断与鉴别诊断

诊断一般可分为两种：一是定性诊断；二是病因诊断。定性诊断主要是根据患者出现的症状和临床的表现。病因诊断的依据主要是通过一些检查来确定，如心电图、心脏超声等。鉴别诊断则主要适用于由其他原因引发呼吸困难的患者。

（一）晕厥

患者发生晕厥时，不会伴有明显的心跳过快、过慢现象或者出现心律失常的现象，这样的患者通常没有心脏病史。

（二）非心源性肺水肿

患有非心源性肺水肿的患者往往有过敏、感染、尿毒症等病史，此类患者会出现端坐呼吸不明显，咳嗽时伴有粉红色泡沫痰，胸片检查显示肺门不大，肺野周围会出现片状阴影。

（三）支气管哮喘

长期患有支气管哮喘的病人，会伴有不明显的湿啰音以及高调的哮鸣。一般不会出现粉红色的泡沫痰以及心尖部舒张期奔马律。经 X 光透射，可观察到清晰的肺野或明显的肺气肿症状。

（四）肺动脉血栓栓塞

若患者经历了大手术、有较长时间的卧床史，或者还患有深部的静脉血栓，患者会出现呼吸困难、咯血以及胸痛等身体症状，此时进行肺动脉三维增强 CT 检查，能够看到肺动脉充盈缺损。

（五）气胸

患有气胸的患者会感觉到呼吸困难，并伴有较剧烈的胸痛，在患侧会出现呼吸音逐渐减弱或是消失的症状，此时进行肺 CT 检查，会观察到肺压缩的现象。

七、急诊救治

对患者进行急诊救治时，要注意尽可能地减轻心脏负荷，使心排血量逐步增加，最大限度地缓解肺瘀血，以此来确保组织供氧充足，并维持患者的稳定血流，并尽量减少心肌损害，进而改善患者的症状。

（一）急救措施

1.体位

在采取急救时，要使患者保持端坐位并同时保持双腿下垂，这一姿势在减少患者回心血量的同时，也有利于减轻患者的心脏前负荷。

2. 纠正缺氧

当患者出现缺氧症状时，要及时采取纠正措施，以确保患者的氧饱和度能维持在 95% ~ 98% 的正常范围内。主要有下列几种措施。

（1）为患者插入鼻导管或戴上面罩进行输氧：输氧起始流量控制在每分钟 2 ~ 3 L，输送一段时间后，氧气流量可增至每分钟 6 ~ 8 L。在输氧过程中，为避免气管内产生泡沫，保证肺顺应性和肺泡通气，可以往氧气滤瓶中导入 50% 的乙醇。

（2）无创通气：包括持续正压通气（CPAP）和双水平正压通气（BiPAP），有助于心源性肺水肿患者氧合，降低呼吸做功，改善肺的顺应性，促进氧的弥散，胸腔内压升高使回心血量减少，减轻左室前负荷。

CPAP：自主呼吸条件下，整个呼吸周期气道均保持正压，常以面罩给氧，压力一般为 5 ~ 15 cmH$_2$O。

BiPAP：患者自主呼吸，鼻管或面罩，预设呼吸频率 16 次 / 分，在呼气和吸气时给予不同压力通气，逐渐升压，吸气压（IPAP）8 ~ 20 cmH$_2$O，呼气压（EPAP）4 ~ 8 cmH$_2$O。

适应证：该法适用于能够保持神志清楚，经面罩输送氧气后氧分压依然不足 60 mmHg 并且症状未见改善的患者。

禁忌证：该法不适用于以下 4 种情况：一是因气道分泌物较多而引起气道阻塞的患者；二是不能经受长时间面罩给氧的患者；三是因血流动力学不稳定而出现心跳呼吸骤停的患者；四是呕吐不止并伴有消化道出血现象的患者。

（3）气管插管机械通气：呼吸模式为同步间歇指令通气（SIMV）或压力支持通气（PSV）＋呼吸末正压（PEEP）模式，PEEP 5 ~ 10 cmH$_2$O 为宜。

适应证：一是处于 ST 段由急性冠脉综合征导致的肺气肿；二是当患者处于急性呼吸衰竭时，使用 CPAP 或者 NIPPV 后依然得不到明显改善，并且对血管扩张剂或氧疗也没有反应。

（二）药物治疗

1. 吗啡

吗啡有较好的帮助患者恢复镇静的作用，此外其还有以下作用：一是能够有效地减轻患者的焦虑情绪；二是能降低患者的心肌耗氧量；三是可以在一定程度上帮助患者扩张静脉和动脉，以此来抑制交感神经的兴奋，从而有效地减慢心率。对患者进行吗啡静脉注射时，用量为 3 ~ 5 mg/ 次，注射后根据患者身体的改善状况来确定是否能够重复注射。当患者出现颅内出血、支气管哮喘或休克情况时不能使用吗啡，同样不能使用吗啡的还有年老体弱的患者。

2. 利尿剂

利尿剂，顾名思义，就是有利于患者排尿。利尿剂的作用原理是在促进患者排水排钠的同时，有效地减轻心脏的负荷，并有效降低患者左右心室的充盈程度，从而减轻患者心脏外围的充血情况，还有肺水肿情况。此外，静脉注射利尿剂还能起到血管扩张的作用，由此一来，可以有效地减少血量的循环，减轻心脏的前负荷。

比较常见的利尿剂有 3 种，一是呋塞米，静脉注射用量为 20 ~ 100 mg；二是托拉塞米，静脉注射用量为 100 mg；三是布美他尼，静脉注射用量为 1 ~ 4 mg。

在注射利尿剂时，相较于单独大剂量的注射，持续地滴注呋塞米或托拉塞米效果更佳，而相较于仅仅增加利尿剂计量，在使用利尿剂时结合多巴胺、多巴酚丁胺等药物更有效，并且不良反应较少。

3. 血管扩张剂

血管扩张剂一般用于急性心衰患者的治疗，适用患者需要有正常的血压，少量的尿液并且具有低灌注以及充血的体征。血管扩张剂能起到促进心脏末梢循环以及降低心脏前负荷的作用。血管扩张剂主要有以下几类。

（1）硝酸酯类：对于表现出急性左心衰竭并同时伴有急性冠脉综合征的患者，硝酸酯类药物可以在有效缓解患者肺充血的同时维护其稳定的心脏博量。注射硝酸酯类药物，当剂量较少时，只能起到扩张静脉的作用，帮助患者减少回心血量、心脏前负荷，同时还能减轻肺水肿；要想起到扩张动脉的作用，就需要适量地增加剂量，降低心脏的后负荷，使其排血量增加，从而达到改善心功能的作用。硝酸酯类药物主要分为以下两类：①硝酸甘油，使用方法：舌下含服，每 5 min 一次，每次用量为 0.5 mg，可重复服用 5 ~ 7 次。进行静脉滴注时，起始用量为 10 μg/min，并每隔 10 min 进行一次调整直至达到理想的血压。②硝酸异山梨酯或单硝酸异山梨酯，对于这两种药物，初始用量可设置为 1 ~ 2 mg/h，并逐渐根据患者的实际情况来进行剂量调整，剂量上限为 8 ~ 10 mg/h，对于个别情况特殊的患者，用量可以升高到 50 mg/h。

（2）硝普钠：直接作用于血管平滑肌，均衡扩张小动脉和静脉，作用强、起效快、持续时间短。在使用硝普钠时，初始用量需要控制在 15 ~ 30 μg/min 之间，然后再根据患者的血压情况进行适量调整，能够使用的剂量上限可达 300 ~ 400 μg/min。

（3）α 受体阻断药：①酚妥拉明，该药的作用主要是扩张小动脉，也能在一定程度上起到静脉扩张的作用，适用于肺水肿伴外周阻力增高，尤其是嗜铬细胞瘤、瓣膜反流所致的左心衰竭的患者。起始剂量为 0.1 mg/min，根据患者反应再进行剂量调整。需要注意的是，使用该药后，患者会出现心率加快的情况；②乌拉地尔，该药不仅能降低外周阻力，还能降低中枢血压。前者的作用机理是阻断突触后 α1 受体，使血管得以扩张，起到显著降低外周阻力的作用。而后者的作用机理主要是通过激动 5- 羟色胺 -1α（5-HT1α）受体来降低延髓心血管中枢的交感反馈调节而降压。该药物通常情况下不会引起患者出现反射性心动过速的症状。在使用时可以按照 1：2（m:v）的比例进行药剂配置，初始滴速控制在 6 mg/min，平均滴速控制在 120mg/h。

（4）重组人 B 型脑钠肽（BNP）：也称奈西立肽，具有扩张静脉、动脉和冠脉作用，兼具利尿利钠作用，能够较好地降低患者的心脏前、后负荷，抑制肾素—血管紧张素系统（RAS）和交感神经系统等作用。一般使用的剂量为 0.01 ~ 0.03μg/（kg·min），使用方式为持续静脉注射。

4. 正性肌力药物

（1）洋地黄制剂：该药的主要功效是降低交感神经活性、正性肌力、负性传导和负性频率。适用于伴有快速房颤、房扑并已知有心室扩大伴左心室收缩功能适合不全的患者。注射之前，可以采用毛花苷 C 0.4 mg 或毒毛花苷 K 0.25 mg 进行稀释，然后再进行缓慢的静脉推注，视患者情况确定用药次数，必要情况下可以每隔 2 ~ 4 h 重复用药一次。需要注意的是，有两类患者禁用洋地黄制剂，一是患有肥厚梗阻性心肌病且瓣膜出现重度狭窄的患者，此类患者使用洋地黄制剂后，会加重血流动力学障碍。二是因心肌梗死引起的急性心衰患者，这类患者使用洋地黄制剂后，会加速体内肌酸激酶的产生，从而诱发致死性心律失常。

（2）儿茶酚胺类：儿茶酚胺类主要分为两类，一是多巴胺，当少量使用时，只会对外周的多巴胺受体起到一定的作用，增加肾血流量以及肾小球的滤过率，从而增大患者的排尿量。当使用量在小到中等剂量时，此时可以对 β_1 受体产生直接刺激作用，促进去甲肾上腺素的释放，从而产生正性肌力作用，增强心肌收缩力，增加心搏量和心排血量，促进收缩压的升高及脉压的增大，也能使冠状动脉血流及耗氧增加。此时，舒张压不会表现出明显的变化或者出现轻度的升高，外周阻力也不会产生变化。大剂量时 [> 10μg/（kg·min）]，激动 α 受体，导致周围血管阻力增加，肾血管收缩，肾血流量及尿量反而减少，收缩压及舒张压均增高。

二是多巴酚丁胺，刺激 β_1 和 β_2 受体产生剂量依赖性正性肌力和变时作用，反射性降低交感神经张力，降低血管阻力。小剂量多巴酚丁胺产生微弱的扩张动脉作用，降低后负荷增加每搏输出量。大剂量多巴酚丁胺收缩血管。多巴酚丁胺增加心率的剂量依赖性较多巴胺小。有效剂量为 2 ~ 20 μg/（kg·min），应逐渐减量后停药。滴注时间延长（> 24 ~ 48 h）可引起耐药性，使用多巴酚丁胺可增加房性或室性心律失常的发生率。

（3）磷酸二酯酶抑制剂：具有明显的正性肌力和外周血管扩张作用，从而增加心排血量和每搏输出量，同时伴有肺动脉压、肺楔压、全身血管阻力和肺血管阻力的下降。①米力农，首次剂量为 25 μg/kg，10 ~ 20 min 内静脉推注完，再以 0.375 ~ 0.75 μg/（kg·min）维持滴注；②依诺西蒙，首剂量为 0.25 ~ 0.75 mg/kg 静注，再以 1.25 ~ 7.5 μg/（kg·min）维持滴注。

茶碱类（磷酸二酯酶抑制剂）对心肌缺血原因导致的急性左心衰竭伴心律失常者应慎用，以免增加恶性心律失常的发生。

（4）钙离子增敏剂：左西孟旦，具有钙敏感蛋白的正性肌力和平滑肌 K^+ 通道开放引起的外周血管扩张作用。药物作用半衰期长达 80 h。但大剂量可能引起心动过速等心律失常以及低血压。首剂 12 ~ 24 μg/kg 静脉推注（> 10 min），随后 0.05 ~ 0.1 μg/（kg·min）持续静脉滴注。它的血流动力学作用具有剂量依赖性，灌注频率可逐渐滴定至最大剂量 0.4 ~ 0.6 μg/（kg·min）。

5. 肾上腺皮质激素

具有解除支气管痉挛、降低肺毛细血管楔压和毛细血管通透性、减少渗出、稳定细胞溶酶体和线粒体、促进利尿等作用。

6. 具有潜在抗急性左心衰竭优势的新药

（1）心肌肌球蛋白激活剂：能促进激活的肌球蛋白与肌动蛋白牢固结合，抑制 ATP 裂解，减少 ATP 损耗，且提高其机械做功效应，在不增加细胞内 Ca^{2+} 浓度的情况下，增强心肌收缩力。

（2）istaroxime：一种新型、具有抑制 Na^+/K^+ATP 酶和激动肌浆网钙泵双重作用的抗心衰药。本品除抑制 Na^+/K^+ATP 酶、增加细胞内 Ca^{2+} 浓度以增强正性肌力效应外，尚可刺激肌纤维膜钙泵，旋即促使肌浆网摄取钙，进而改善心肌松弛功能。

（3）脑利钠肽：奈西立肽是重组人脑钠肽、卡培立肽和乌拉立肽是重组人钠尿肽，三者均具较强的扩血管效应，可促进尿钠排泄，并可改善及保护肾脏功能。

（4）腺苷拮抗剂：腺苷作用于肾脏腺苷 α1 受体，导致肾小球入球小动脉收缩、肾小球后血管扩张，并参与肾小管、肾小球的反馈机制，进而降低肾小球滤过率（GFR）。腺苷拮抗剂尤适于利尿剂抵抗及心肾综合征患者的治疗。

（5）血管加压素受体拮抗剂：考尼伐坦为 V_1 和 V_2 双受体拮抗剂。托伐普坦及利希普坦为选择性 V_2 受体拮抗剂。血管加压素受体拮抗剂可在不影响其心脏供血或其他血流动力学参数的情况下，增加排尿量并明显降低 PCWP 及右心房压力。

7. 急性心衰时心律失常的治疗

（1）室颤或无脉搏性室速：360J 除颤。若无反应则静注肾上腺素 1 mg 或血管升压素 40 IU 和 / 或胺碘酮 150 ~ 300 mg。

（2）室速：若患者不能自行转复，则给予胺碘酮或利多卡因达到药物转复，胺碘酮和 β 受体阻断药可以预防室颤或室速再发。

（3）窦速或室上速：当临床和血流动力学可以耐受时，应使用 β 受体阻断药。美托洛尔 5 mg 缓慢静注（若耐受可重复）。艾司洛尔先 0.5 ~ 1.0 mg/kg 静脉注射（＞1 min），然后以 50 ~ 300 μg/（kg·min）静滴。拉贝洛尔 1 ~ 2 mg 快速静注，1 ~ 2 mg/min 再缓慢静点，总量达 50 ~ 200 mg。在宽 QRS 波群心动过速中，可尝试静脉用腺苷以终止心律失常。胺碘酮可以减慢房室传导或折返性心律失常，必要时可以应用。急性心衰有低血压时，应在镇静时对室上速进行电复律。

（4）房颤或房扑：乙酰毛花苷 C 或 β 受体阻断药或胺碘酮可以减慢房室传导，在条件允许的情况下，可以重复使用。胺碘酮药物转复不会影响血流动力学，从而引起左室的损害，而对于患有急性心衰伴房颤的病人来说，还需要单独进行抗凝治疗。当患者具有阵发性房颤时，在初步诊断和患者身体稳定之后，可以进行药物复律或电复律。但是，若房颤持续时间超过 48 h，在实施复律治疗之前，要先对患者进行抗凝治疗，并持续 3 周使用心律控制药物。对于血流动力学不稳定的患者，要进行临床紧急复律治疗，但需要强调的是在复律之前，要进行经食管心脏超声，以排除患者还患有心房血栓的可能。若患者出现急性房颤的现象，切忌不能使用维拉帕米和地尔硫卓，一旦使用这两种药物，将会加速患者的心衰并进一步引起三度房室传导阻滞。

（5）缓慢性心律失常：一是可以采用静脉推注阿托品，一般用量为 0.5 ~ 1 mg，根据患者实际情况确定是否进行重复使用。当患者出现房室分离并伴有心室低反应身体症状时，可以注射异丙肾上腺素，用量在 2 μg/min 和 20 μg/min 之间，但此药不适用于患有心肌缺血的患者。当患者出现房颤并具有较慢的心室率时，可以选择注射胆茶碱或氨茶碱，用量一般控制在 0.2 ~ 0.4 mg/（kg·h）。当使用以上药物均无效果时，可为患者安装临时起搏器，并在安装之前或之后尽快进行心肌缺血症状的治疗。

（三）腹膜超滤，血液超滤和血液透析

腹膜超滤适用于患有严重肾功能不全和难治性液体潴留的顽固性肺水肿患者。通过此法，可以清除患者体内积累的过多液体，从而降低心脏前负荷，缓解肺水肿。而对于肾功能完全丧失并同时患有低钠血症、酸中毒和有明显难以控制液体潴留表现的患者，需采用血液透析治疗。

（四）急性左心衰竭的手术治疗

心脏病患者往往会患有急性心衰并发症，对于具有某些疾病的患者，采取紧急的手术治疗，如瓣膜置换或修复、冠脉搭桥等可以有效改善病症。

（五）机械辅助治疗和心脏移植

使用机械辅助治疗能够帮助患者暂时渡过急性左心衰竭极期和心脏移植等待期，这一方法能有效地维持患者的血压和生命。

1. 主动脉内球囊反搏（IABP）

主动脉内球囊反搏（IABP）的原理是：在胸主动脉前放置一个体积为 30 ~ 50 mL 的球囊，在舒张期对球囊进行充气可有效升高主动脉压和冠脉血流，在收缩期对球囊放气则可以降低后负荷并促进左心室排空。

这种方法的适用情形有以下 3 类：①有明显的二尖瓣反流或室间隔破裂并发症；②对注射的血管扩张剂和正性肌力药物均无反应的患者；③身体出现了严重的心肌缺血症状，准备进行冠脉造影或血管重建术的患者。

但需要注意的是，这种方法切忌用于患有严重主动脉瓣关闭不全的患者。

2. 体外膜氧合器（ECMO）

体外膜氧合器（ECMO）的原理是首先借助于一根引流管将静脉血引入体外膜氧合器内发生氧合，氧合后的血经另一根引流管再进入体内的静脉或动脉中，以此来改善全身组织的供氧情况。这种方法有两大作用，一是肺的气体交换功能，二是心脏的泵功能。虽然这只能暂时性地改善患者的血液循环，适当延长患者的生命，但是能为严重心肺功能不全的患者争取到更多的治疗时间和机会。

3. 左心辅助循环

左心辅助循环的原理是利用机械泵来完成部分心室做功的任务，这是一种将血泵入动脉系统的方法，可以有效增加心脏外周和终末器官的血流，在临床上起到的作用可以等同于体外膜氧合器。

该方法适用于下列 4 种情形：①心肌或心功能可能恢复的情形；② AHF 保守

治疗无效的情形；③ IABP 和机械通气仍不能改善患者的情形；④终末器官功能不全的情形。

4. 心脏移植

进行心脏移植的适用对象有 3 种：①预后效果很差的患者；②严重的终末期心衰患者；③借助于机械支持尚不能自然缓解或只能暂时缓解的患者。

（六）病因治疗

在对患有左心衰竭的患者实施具体的治疗措施之前，要先进行病因治疗，如对于急性心梗的患者，可以注射具有预防急性心衰的药物；对于有心内膜炎的患者，在治疗时则要避免使用抗生素；对于由高血压引发的左心衰竭，可以先治疗高血压。

（七）消除诱因

对于大部分的急性左心衰竭患者而言，是能够找到其致病因素的，如情绪激动、心律失常等，对此要尽快采取有效的措施。

第三节　心源性休克

一、心源性休克概述

当心力衰竭到比较严重的程度时，患者就会出现心源性休克。出现心源性休克的患者不能维持住身体对心排血量的最低需求，从而出现血压下降和供血不足的症状，导致全身性的微循环功能丧失，引发缺血、缺氧以及重要脏器损害等一系列问题。有高血压、血脂异常病史的患者发生心源性休克的概率较大，有心源性休克的患者最明显的特征就是循环瘀血。

二、病因

1. 严重的心室射血障碍

严重的心室射血障碍往往是由急性瓣膜损伤、大面积肺梗死、急性右室梗死等原因引起的心排血量下降。

2. 心脏损伤

见于心脏创伤、室间隔破裂、乳头肌断裂等。

3. 心肌收缩力极度降低

通过临床案例看来，在心肌收缩力极度降低的患者中，大多数是由大面积的急性心肌梗死导致的，此外疾病诱因还包括急性心肌炎、心肌病等。而在住院案例中，泵衰竭是导致急性心肌梗死患者死亡的最主要原因之一，而且 15% ~ 20% 的患者还会并发心源性休克。

4. 严重的心室充盈障碍

此类病因对应的患者症状多表现为严重的心律失常、持续性的心动过速、出现急性心脏压塞现象等。

需要注意的是，以上 4 种病因还可能同时存在，从而加速患者病情的恶化，因此在明确病因时需要仔细判断。

三、病理生理

1. 进行性冠脉供血不足加重心源性休克的循环衰竭

导致患者出现休克的主要原因是急性大面积心肌梗死引起的心肌收缩力减退。心肌收缩力减退会导致患者的心排血量降低，引发动脉压减低和冠状动脉血流量降低等一系列问题，从而损害心肌功能并进一步扩大心肌梗死的范围，随后相继出现的心律失常以及代谢性酸中毒会使前面出现的那些问题更加恶化并不断循环。

2. 心肌抑制因子

Glenn 等证实心源性休克以及其他休克过程中，血液循环中存在一种心肌抑制因子（MDF）。MDF 为一多肽类，胰腺因为缺血，其中的溶酶体便解体，酸性蛋白酶使内源性蛋白质分解，产生 MDF。MDF 可使心肌收缩力明显减弱，从而加重休克的进展。

3. 心律失常

正常心脏能适应较大范围的心率变化，缺血心脏或者是在有其他病变的基础上，这种适应能力明显减弱。急性心肌梗死发生快速心律失常时使心肌耗氧量增加，进一步加重心肌缺氧，可引起严重的心排血量降低。当患者出现慢性心律失常现象时，会导致心跳减慢，从而使原本已经降低的心排血量继续减少。

4. 其他原因

引起休克的其他原因包括血容量不足，还有大量失水以及出现恶心或呕吐的现象等。

四、临床表现

心源性休克患者的临床表现主要有以下两类。

1. 体循环衰竭表现

体循环衰竭表现主要有：①尿量较少，低于 20 mL/h；②患者出现心率增加、脉搏细弱的症状；③肺毛细血管楔压常高于 2.67 kPa、心脏指数低于 2 L/（min·m²）；④有神志障碍；⑤面色苍白、肢体发凉、皮肤湿冷有汗；⑥血压降低，收缩压低于 12.0 kPa，或者原有高血压者，其收缩压下降幅度超过 4.0 kPa；

2. 严重的基础心脏病表现

不同的症状对应不同的病因，在对急性心肌梗死患者进行诊疗时，患者的心脏出现奔马律，这是左心衰竭早期的表现；当患者的第一心音开始减弱，这意味着其左心收缩能力下降；当患者的胸骨左缘开始出现响亮的收缩期杂音，那么患者体内可能就存在急性二尖瓣反流现象。

3. 血流动力学的测定

当患者发生心源性休克的时候，血流动力学测定出的现象为心脏每搏血量减少和每搏做功降低，这就会导致心排血量降低以及心脏的左心室舒张压或充盈压升高。

（1）测定肺毛细血管压力：这是比较可靠的测定左心室前负荷的方法，也是判断病人是否患有肺水肿的重要方法，当肺毛细血管楔压超过 2.27 kPa 时，表示患者可能会出现肺充血；当肺毛细血管楔压超过 3.33 kPa 时，就意味着患者将会出现肺泡性肺水肿。

（2）测定心排血量计算的各种指数：可用于估计病情预后，当心脏指数小于 2.4 L/（min·m²），左室充盈压超过 2.0 kPa（15 mmHg）者，病死率达 50%。

4. 其他辅助检查

如 ECG、心脏超声等可发现特异性的基础疾病改变。

五、诊断

1. 具有严重的基础心脏病，如广泛心肌梗死、心肌炎、心脏压塞、心律失常、机械瓣失灵等。

2. 休克的典型临床表现，如低血压、少尿、意识改变等。

3. 经积极扩容治疗后低血压及临床症状无改善或反恶化。

4. 血流动力学指标符合以下典型特征

（1）平均动脉压 < 8 kPa（60 mmHg）。

（2）中心静脉压正常或偏高。

（3）左室舒张末期充盈压或肺毛细血管楔压升高。

（4）心排血量极度低下。

六、急诊救治

心源性休克的病死率颇高，大约半数患者死于休克发生后 10 h 之内。

（一）在严密的监测下积极开展各项抢救治疗

1. 心电、血压以及血氧的监测。

2. 尿量监测

尿量是病情预后不可缺少的一项监测指标。当尿量维持在 50 mL/h 时，可认为患者预后恢复较好。为确保能够准确地测定尿量，需留置导尿管。

3. 血流动力学监测

在条件允许的情况下可以展开血流动力学监测，对心源性休克的治疗，需要达到以下指标：平均动脉压维持在 9.33 ~ 10.7 kPa；心率 90 ~ 100 次 / 分；肺毛细血管楔压小于 2.67 kPa，心脏做功降低。

（二）给氧及纠正酸中毒

在进行此项急救时，要首先保持患者的上呼吸道畅通，其次要去掉患者病床上的枕头，因为患者在意识模糊时舌根容易下坠。当发现患者动脉血二氧化碳分压上升时，采取气管内插管以辅助其呼吸；当发现患者动脉血二氧化碳分压高于 6.13 kPa 时，便要采取人工呼吸机进行通气。当休克引起患者的动脉血二氧化碳分压降低以及发现患者呼吸肌出现活动过度的情形时，也可用呼吸机进行抑制。

通过静脉注射 5% 或 8.4% 的碳酸氢钠，可以有效缓解因组织低氧造成的酸中毒，使用剂量可以根据以下公式获得：

$$体重（kg）\times 0.2 \times BE = NaHCO_3（mmol）。$$

开始给药时可按计算所得的半量，以后根据血气分析的结果决定用药剂量。

（三）纠正低血容量

如果患者没有出现明显的静脉压上升或肺水肿现象，则应该首先按照 20 mL/min 的速度静脉注射 200 ~ 300 mL 5% 的葡萄糖，注射之后每间隔 3 min 对患者进行尿量以及静脉压的测定。该方法若有效，患者会出现尿量增加，静脉压暂时上升的表现。在随后的注射中，其速度则可以根据尿量、静脉压、血压、肺部体征或肺毛细血管楔压、心排血量进行确定。

（四）合理应用药物

1. 儿茶酚胺类

儿茶酚胺类药物常见的有肾上腺素、去甲肾上腺素、异丙肾上腺素、多巴胺、多巴酚丁胺等。其中，肾上腺素和去甲肾上腺素可以有效提升患者的血压，异丙肾上腺素一方面能够提高心排血量，另一方面会降低血压而减少心肌氧供。作为去甲肾上腺素的前体，多巴胺具有较好的正性肌力作用，患者使用多巴胺后会出现不明显的心律增加现象。多巴酚丁胺与多巴胺一样具有正性肌力作用，并且有轻微的增加心率和收缩血管的作用，用药后可使心脏指数提高，升压作用却很弱，本药静脉点滴，治疗量为 5 ~ 10μg/（kg·min）。

2. 其他药物如糖皮质激素、极化液

糖皮质激素、极化液这两种药物对心源性休克都有一定的有利作用，但两者的疗效尚不够清楚。血管扩张剂能有效调节因急性二尖瓣反流和室间隔穿孔现象引发的血流动力学障碍。对于有急性心肌梗死同时还有心源性休克并发症的患者，可以选择性地进行抗凝治疗，避免患者的病情恶化至消耗性凝血病，从而降低患者出现血栓栓塞的概率。

第四节　机械性并发症

一、游离壁破裂

当患者出现游离壁破裂症状时，容易出现急性心包填塞并致死，这种症状的临床表现为停搏或者电—机械分离。当发生亚急性心脏破裂时，破口在短时间内会被血块封住，随着时间的推移，可以发展成亚急性心包填塞或假性室壁瘤。对出现这种症状的患者，应及时采取冠状动脉造影以及血运重建手术。

二、室间隔穿孔

当病人患有室间隔穿孔时，随着病情的不断恶化，可以在患者的胸骨左缘第3、4肋间听到粗糙、响亮的杂音，50% 的患者会伴有震颤。进行二维超声心动图可以看到室间隔破口，进行彩色多普勒则可以看到经室间隔破口左向右分流的射流束。对于同时有室间隔穿孔和血流动力学不稳定的患者，建议使用血管扩张剂和利尿剂进行治疗。对于室间隔穿孔较小，血流动力学稳定且未出现充血性心力衰竭的患者，可先进行保守治疗，6周后再进行手术。

三、急性二尖瓣关闭不全

患者出现急性二尖瓣关闭不全的原因往往在于乳头肌功能不全或断裂，急性二尖瓣关闭不全的患者在心尖部会出现反流性杂音。但是，当同时出现心排血量降低症状时，并不能根据这种杂音来进行确诊。确诊的最佳手段是超声心动图或者彩色多普勒。对这种病症，应积极采用药物进行治疗以达到改善心肌缺血的目的。

第十章 急性 ST 段抬高型心肌梗死的出院评估与预防

第一节 出院前评估

首先，评估 STEMI 患者是否有发生再梗死、心力衰竭或死亡的风险。对此，可以选取的指标有冠状动脉病变的严重程度、左心室功能状况、心肌缺血状况及其存活情况和心律是否失常。

其次，对于是否要进行冠状动脉血运重建的 STEMI 患者，可以在出院前对其进行冠状动脉造影。

然后，还要进行超声心动图检查，这是为了检测患者的心肌梗死范围、附壁血栓、左心室功能和机械并发症等情况。此外，患者应该将超声心动图检查纳入常规检查，定期复查。

最后，对于进行 STEMI 后还会持续出现左心室功能异常的患者，还需要进行心肌存活性测试。心肌存活性测试包括对心肌缺血的评价以及检测心肌纤维化。心肌缺血评价可以采用运动心电图、超声心动图等。心肌纤维化的检测则可以采用正电子发射断层显像法，该方法具有良好的敏感性。此外，还可以采用准确性很高的延迟增强磁共振显像技术。鉴于这些技术的价格比较昂贵而且费时，建议根据患者的临床情况选择性使用，如患者有明显的心肌缺血则应进行冠状动脉造影。

动态心电图监测和心脏电生理检查是评价心律失常较为可靠的方法。对心肌梗死后显著左心室功能不全伴宽 QRS 波心动过速诊断不明或反复发作的非持续性室速患者、急性心肌梗死 24 ~ 48 h 后出现的室颤、急性期发生严重血流动力不稳定的持续性室速患者，建议行电生理检查，如能诱发出单形性室速则有明确的预后意义。LVEF < 40%、非持续性室速、有症状的心力衰竭、电生理检查可

诱发的持续性单形性室速是 STEMI 患者发生心脏性猝死的危险因素。T 波交替、心率变异性、QT 离散度、压力反射敏感性、信号叠加心电图等可用于评价 STEMI 后的心律失常，但预测心脏性猝死危险的价值有待证实。

第二节　二级预防与康复

STEMI 患者出院前，应根据具体情况制定详细、清晰的出院后随访计划，包括药物治疗的依从性和剂量调整、定期随访、饮食干预、心脏康复锻炼、精神护理、戒烟计划，以及对心律失常和心力衰竭的评估等。出院后应积极控制心血管危险因素，进行科学合理的二级预防和以运动为主的心脏康复治疗，以改善患者的生活质量和远期预后。

一、二级预防

1. 非药物干预

STEMI 患者应永久戒烟。合理膳食，控制总热量和减少饱和脂肪酸、反式脂肪酸以及胆固醇摄入（< 200 mg/d）。对超重和肥胖的 STEMI 患者，建议通过控制饮食与增加运动降低体质量，在 6 ~ 12 个月内使体质量降低 5% ~ 10%，并逐渐将体质指数控制于 25 kg/m² 以下。注意识别患者的精神心理问题并给予相应治疗。

这里需要强调的是，即使经过血运重建，左心室功能不全的患者也还是有可能发生心肌梗死。对此，可以再进行一次关于心脏功能和猝死风险的评估，该评估可以在非完全血运重建阶段，也就是 STEMI 后 40 d 左右进行，若有必要，也可以选择在 STEMI90 后天的完全血运重建阶段。但是，对于这一类患者，植入式心脏除颤器（ICD）可以起到较好的防猝死作用。STEMI 心脏性猝死的一级预防中，植入 ICD 者的适应证为 STEMI 40d 后经最佳药物治疗仍存在心力衰竭症状和预期寿命 1 年以上者，或者 STEMI 40d 后虽经最佳药物治疗仍存在轻度心力衰竭症状（NYHA 心功能 Ⅰ 级）且 LVEF ≤ 30% 和预期寿命 1 年以上者。ICD 二级预防适应证为有明确的左心室功能不全、存在血流动力学不稳定的持续性室速或非急性期内发生室颤存活的患者，置入 ICD 可显著获益。

2. 药物治疗

若无禁忌证，所有 STEMI 患者出院后均应长期服用阿司匹林、ACEI 和 β 受体阻滞剂。阿司匹林 75 ~ 100 mg/d，有禁忌证者可改用氯吡格雷（75 mg/d）代替。

接受 PCI 治疗的 STEMI 患者术后应给予至少 1 年的双联抗血小板治疗。β 受体阻滞剂和 ACEI 可改善心肌梗死患者生存率，应结合患者的临床情况采用最大耐受剂量长期治疗。不能耐受 ACEI 的患者可改用 ARB 类药物。无明显肾功能损害和高血钾的 STEMI 患者，经有效剂量的 ACEI 与 β 受体阻滞剂治疗后其 LVEF 仍＜40% 者，可应用醛固酮拮抗剂治疗，但需密切观察相关不良反应（特别是高钾血症）。

STEMI 患者出院后应进行有效的血压管理，应控制血压＜140/90 mmHg（收缩压不低于 110 mmHg）。坚持使用他汀类药物，使低密度脂蛋白胆固醇（LDL-C）＜2.07 mmol/L（80 mg/dl），且达标后不应停药或盲目减小剂量。对较大剂量他汀类药物治疗后 LDL-C 仍不能达标者，可联合应用胆固醇吸收抑制剂。

STEMI 患者病情稳定后均应进行空腹血糖检测，必要时做口服葡萄糖耐量试验。合并糖尿病的 STEMI 患者应在积极控制饮食和改善生活方式的同时给予降糖药物治疗。若患者一般健康状况较好、糖尿病病史较短、年龄较轻，可将糖化血红蛋白（HbA1c）控制在 7% 以下。过于严格的血糖控制可能增加低血糖发生率并影响患者预后，相对宽松的 HbA1c 目标值（如＜8.0%）更适合于有严重低血糖史、预期寿命较短、有显著微血管或大血管并发症，或有严重并发症、糖尿病病程长、口服降糖药或胰岛素治疗后血糖难以控制的患者。合并糖尿病的 STEMI 患者应强化其他危险因素的控制。

二、康复治疗

要降低 STEMI 患者的死亡率或避免再梗死的现象，可以进行心脏康复训练，这种心脏康复训练主要是以体力活动的形式来进行，这一方面能够帮助患者较好地控制引发病情的危险因素，另一方面也能提高其运动耐量，进而提升生活的质量。相关研究表明，在 STEMI 后早期开展适量的心肺运动具备较好的安全性，也具有一定的临床价值。在患者病情允许的情况下，可以在出院前对其进行运动负荷实验，以此来对患者的运动能力进行客观地评估，并指导其出院后的生活和康复训练。对于病情较为稳定的患者，可以在出院后每周至少 5 d 保持半个小时到一个小时的中等强度的有氧运动，如快步行走。而阻力训练则至少要在心肌梗死现象出现后的 5 周之后进行，需要注意的是在这之前还要进行连续 5 周的有氧训练，且有氧训练需在医学监护下进行。而对于体力运动，则应根据情况，采取循序渐进的方式，以免因为不适当的运动再次引发心绞痛，甚至是出现心力衰竭的严重现象。

参考文献

[1] 王学超 . ST 段抬高心肌梗死直接经皮冠脉介入治疗后心肌灌注不良的预测因素及替罗非班和山莨菪碱的保护作用 [D]. 石家庄 : 河北医科大学 ,2012.

[2] 李云波 , 李雪梅 , 杨丽霞 , 齐峰 , 郭瑞威 . 急性 ST 段抬高型心肌梗死院前溶栓与院内溶栓的对比分析研究 [A]. 中华医学会 , 中华医学会急诊医学分会 . 中华医学会急诊医学分会第十六次全国急诊医学学术年会论文集 [C]. 北京 : 中华医学会、中华医学会急诊医学分会 ,2013:1.

[3] 陈剑峰 . 急性 ST 段抬高型心肌梗死再灌注治疗院前及院内延误的相关研究 [D]. 郑州 : 郑州大学 ,2017.

[4] 陈全涛 . 生脉注射液对 ST 段抬高型心肌梗死患者 PCI 术后心功能的影响 [D]. 青岛 : 青岛大学 ,2017.

[5] 吴玉营 . 急性 ST 段抬高型心肌梗死急诊介入治疗术中血栓抽吸的临床应用分析 [D]. 天津 : 天津医科大学 ,2017.

[6] 姚彪 . 急性 ST 段抬高型心肌梗死患者血清 PD-1 表达水平及临床意义 [D]. 苏州 : 苏州大学 ,2017.

[7] 孟凡庚 . 青年急性 ST 段抬高型心肌梗死临床特征及冠状动脉病变特点的研究 [D]. 石家庄 : 河北医科大学 ,2016.

[8] 沈大鹏 . 比较介入治疗和药物保守治疗干预急性非 ST 段抬高型心肌梗死的长期预后观察 [D]. 大连 : 大连医科大学 ,2014.

[9] 卡里夫 , 胡大一 , 译 . 急性冠状动脉综合征精要第 3 版 [M]. 北京市 : 科学技术文献出版社 ,2012.

[10] 颜红兵 . 欧洲非 ST 段抬高型急性冠状动脉综合征诊断与治疗指南 2015 版 [M]. 北京 : 中国环境科学出版社 ,2015.

[11] 杨波 . 急性心肌梗死心电图临床现代概念 [M]. 沈阳 : 辽宁科学技术出版社 ,2009.

[12] 霍勇 , 高炜 , 张永珍 . 冠心病规范化防治从指南到实践 [M]. 北京 : 北京大学医学出版社 ,2017.

[13] 颜红兵 , 朱小玲 . 美国 ST 段抬高心肌梗死治疗指南 2004 年修订版 [M]. 北京 : 中国环境科学出版社 ,2005.

[14] 国家卫生计生委合理用药专家委员会 , 中国药师协会组织 . 急性 ST 段抬高型心肌梗死溶栓治疗的合理用药指南 [M]. 北京 : 人民卫生出版社 ,2016.

[15] 陈春红 . 急性心肌梗死的诊断与治疗 [M]. 石家庄 : 河北科学技术出版社 ,2011.

[16] 中国医师协会 . 中国急性冠状动脉综合征防治现状蓝皮书 2015[M]. 北京 : 人民卫生出版社 ,2016.

[17] 杨宝平 , 包海军 . 急性冠状动脉综合征临床对策 [M]. 兰州 : 兰州大学出版社 ,2012.

[18] 罗心平 , 施海明 , 金波 . 实用心血管内科医师手册第 2 版 [M]. 上海 : 上海科学技术出版社 ,2017.

[19] 刘世明 , 陈敏生 , 罗健东 . 心血管疾病药物治疗与合理用药 [M]. 北京 : 科学技术文献出版社 ,2013.01.